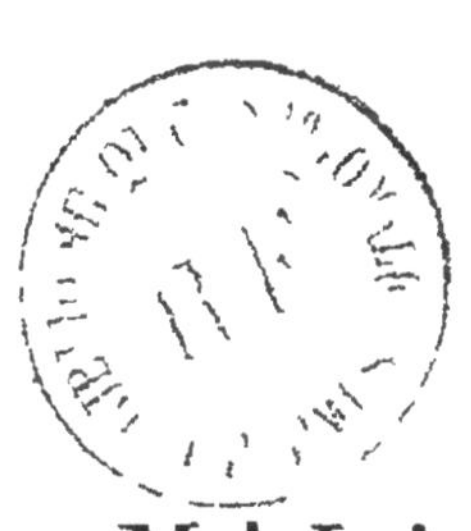

LE LIVRE

DES

MALADES A VICHY

Nice — Typographie V.-Eugene Gauthier et Ce.

LE LIVRE

DES

MALADES A VICHY

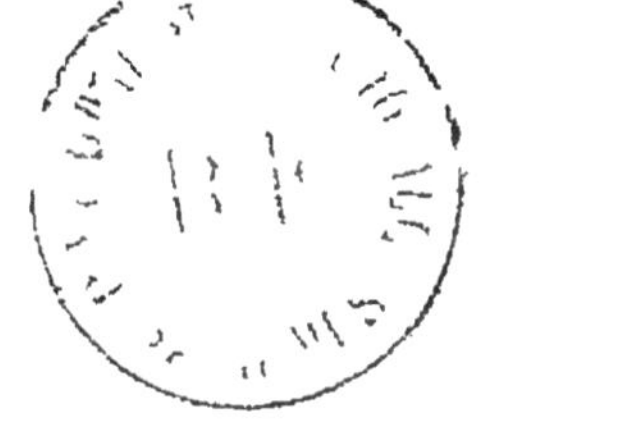

PAR

le Docteur COLLONGUES

Medecin aux Eaux de Vichy, lauréat de la Faculte de Paris

NICE

IMPRIMERIE V.-EUGENE GAUTHIER ET Ce

1868

TABLE MÉTHODIQUE

CHAPITRE PREMIER

CHAPITRE DEUXIÈME

I

II

III

IV

V

VI

VII

VIII

IX

X

CHAPITRE TROISIEME

CHAPITRE QUATRIÈME

CHAPITRE CINQUIÈME

I

II

III

IV

V

AVERTISSEMENT

Nous nous sommes proposés d'écrire un livre pour les malades à Vichy, dans le but de rendre service à ceux qui ne connaissent pas cette station hydro-minérale et qui ont besoin d'y être dirigés.

Ce guide, s'adressant au plus grand nombre, devait être écrit dans une sorte de style épistolaire, c'est-à-dire simplement. Notre pensée, pour nous mettre en harmonie avec la pratique, a été d'adopter une forme simple, facile, banale si on veut, mais propre à enseigner, en insistant sur les vrais principes d'une bonne saison à Vichy, les notions élémentaires des maladies qui s'y traitent fructueusement, et à démontrer en même temps l'utilité dans bien des cas et la nécessité dans d'autres d'avoir recours à l'expérience et à la direction des médecins.

Nous ne croyons pas qu'il soit inutile de démontrer pratiquement la confiance que les malades doivent avoir dans les médecins des Eaux, confiance qui doit être en tout point égale à celle accordée au médecin de famille.

Le décret du 26 janvier 1860 donne à chacun, à Vichy, la liberté de suivre le traitement qui lui convient, sans l'autorisation écrite d'un médecin.

Nous ne désapprouvons pas la pensée qui a fait édicter cette prescription : nous la trouvons juste, et si elle n'existait pas, nous la réclamerions au nom de la liberté du malade. Nous croyons que chaque malade doit avoir sa liberté, puisqu'il a la responsabilité de sa vie et qu'il faut lui laisser le choix des moyens qu'il juge les meilleurs pour la prolonger le plus longtemps possible.

Nous n'aimerions pas à recevoir un malade qui ne viendrait à nous que parce qu'il y serait obligé et ne pourrait pas faire autrement ; des honoraires ainsi obtenus sont toujours trop élevés. Ils blessent la dignité de la profession.

Si on admet partout qu'il faut respecter la volonté des malades; qu'il dépend entièrement d'eux de se faire traiter ou de ne pas se faire traiter par un médecin et de choisir la méthode de traitement qui leur convient de suivre : pourquoi ne leur laisserait-on pas cette faculté aux Eaux thermales ?

Que le malade soit donc libre de ne pas prendre de médecin, aux Eaux de Vichy, s'il le veut, cela le regarde entièrement.

Toutefois, ce n'est pas la ligne de conduite que nous lui conseillons de suivre; nous désirons l'en détourner, au contraire. Dans ce but, nous voulons lui donner des indications assez explicites sur Vichy et l'action de ses eaux, pour lui faire sentir les graves erreurs qu'il y pourrait commettre et la nécessité pour lui de se soumettre à la direction d'un homme compétent.

Si nous tenons à démontrer aux malades qu'ils ne doivent pas se diriger seuls pendant le traitement des Eaux de Vichy, nous ne l'essayons que parce que cette liberté peut leur être nuisible. Qu'ils ne croient pas, après avoir lu et étudié les traités sur cette matière, être assez instruits sur leurs maladies, la propriété générale et spéciale des sources de Vichy, pour n'avoir pas besoin de guide et de conseil.

Les proprietés de ces Eaux thermales sont énergiques, puissantes et variées. Elles sont fortement alcalines, plus ou moins ferrugineuses et arsenicales.

Ira-t-on mettre de la soude, du fer, de

l'arsenic dans son corps, sans que cela ne soit absolument nécessaire ?

Qui sera juge de cette nécessité ?

Dans quel cas l'association de ces agents conviendra-t-elle ?

Dans quel cas la prédominence de l'un d'eux sera-t-elle indiquée ?

Quelle est la source à préférer ?

Ne se présentera-t-il pas des accidents qui forceront à changer un traitement commencé ?

Croit-on aussi qu'il sera indifférent de rester à Vichy 20 ou 40 jours indistinctement ?

Mais si on vient à Vichy pour une maladie qui n'y est pas traitée ?

Si l'on croit avoir une maladie et que l'on en ait une autre ?

L'hygiène et le régime que vous suivez chez vous seront-ils les mêmes que ceux que vous devez suivre à Vichy ?

Enfin, le traitement exige-t-il des douches, des bains de vapeur, de l'hydrothérapie, des inhalations alcalines ou d'acide cabonique? Pourrez-vous le savoir par vous-même ?

Osera-t-on pour tout cela suivre sa fantaisie?

Le bon sens répond : Non, ce n'est pas possible.

L'urgence du choix d'un médecin aux Eaux de Vichy est donc impérieuse, et bien fou est celui qui ne la comprend pas.

Votre intérêt, buveurs d'eau et baigneurs, vous dicte de confier votre traitement à un médecin ; vous devez vous en remettre à lui du soin qu'exige votre santé et des moyens qui doivent être choisis pour ramener la force et la vie, ou, si cela ne se peut de suite, pour obtenir au moins une amélioration des mauvaises conditions dans lesquelles vous vous trouvez ; laissez-lui la peine de ce travail d'esprit, qui est toujours difficile et plein d'écueils. .

Vous trouverez chez les médecins des Eaux autant de cœur que dans les médecins de famille, soyez-en biens sûrs; ils sont aussi facilement accessibles à tout le monde, et quant à leur désintéressement, j'en connais trop d'exemples pour qu'il me soit permis d'en douter.

A Vichy, comme partout, vous rencontrerez chez tous les médecins les ressources de la science, de l'art, unies à toutes les délicatesses de la profession.

PLAN DE L'OUVRAGE

Nous prenons le malade dans sa famille.

Il est atteint d'une affection qui provient de l'estomac, des entrailles, du foie, du pancréas, de la rate, des reins, de la vessie, de la prostate, de la matrice, ou des ovaires.

Il peut être atteint d'une chlorose, d'une anémie, ou des suites d'une fièvre intermittente.

Il est graveleux, calculeux, goutteux, diabétique ou albuminurique.

Le médecin le visite souvent ; il a essayé en vain pendant longtemps tous les moyens qui sont à sa disposition.

Tous ont échoué.

Un seul lui reste : c'est l'emploi des eaux minérales de Vichy.

Il donne le conseil d'en user, par l'expérience des malades qui en sont revenus guéris.

Il s'appuie scientifiquement sur l'appréciation de la nature des eaux de Vichy, dont les propriétés sont alcalines et changent la composition du sang.

Il traite la question de l'alcalisation du sang et des humeurs, et de ses effots sur la classe des maladies indiquées plus haut.

Certaines sources de Vichy, comme celles de

Mesdames et de Lardy, sont ferrugineuses à un assez haut degré ; leurs effets sur le sang affaibli est de le tonifier et de corriger, en tout cas, les résultats d'une alcalisation trop prolongée.

Persuadé par les conseils, les conversations et les bonnes raisons du médecin, le malade part pour Vichy.

Son arrivée et le choix d'un hôtel.

Il consacre le lendemain de son arrivée à connaître la ville de Vichy, son établissement thermal, ses sources, ses établissements publics, ses deux parcs, son casino, etc., etc.

Enfin, il choisit son médecin et prend sa consultation.

Le médecin lui fait sa prescription.

Selon les divers cas, il lui ordonne les eaux thermales, désigne la source à boire ; lui prescrit des bains de douches, des bains de vapeurs, la douche ascendante, l'hydrothérapie, le massage, l'aspiration des vapeurs d'eau minérale, l'aspiration ou le bain d'acide carbonique, un régime et une hygiène spéciale.

Le médecin fixe la durée du traitement.

Il indique si le malade doit faire usage, après la saison, des eaux minérales transportées.

Ses conseils le suivent jusque chez lui, pour lui servir de guide dans le cas où il devrait revenir l'année suivante.

CHAPITRE PREMIER

SOMMAIRE — Définition des termes de medecine les plus usuels pour les maladies traitées à Vichy — Maladie et affection. — Maladie aiguë, maladie chronique. — Fonction et maladie fonctionnelle. — Fièvre. — Tempérament et constitution — Symptôme. — Inflammation — Engorgement, induration, hypertropie. — Embarras. — Maladie organique. — Catarrhe. — Calcul. — Hydropisie. — Tumeur. — Diathèse. — Cachexie.

I

Maladie et affection

Le malade. — Qu'est-ce qu'on entend par les mots maladie et affection ?

Le médecin. — Rien n'est plus facile à

comprendre. Qui est-ce qui n'a pas été une ou plusieurs fois malade dans sa vie? Et cependant, rien de plus difficile à définir.

Tout le monde sait que l'altération de la santé est la maladie, c'est-à-dire cet état du corps opposé à celui de la santé.

On peut dire encore que la maladie est toute perturbation survenue dans une ou plusieurs parties du corps, qui se manifeste par le trouble d'un ou de plusieurs organes en particulier ou de leur fonction, ou bien encore d'un ou de plusieurs appareils en entiers.

Le mot affection est le plus souvent employé comme synonyme de maladie.

Il peut être également pris dans son sens le plus général pour signifier toute condition contre nature de l'organisme. Il comprendrait alors comme espèce les monstruosités, les difformités, qui ne constituent pas toujours des maladies proprement dites.

On dira indifféremment, en parlant de quelqu'un, qu'il a une affection d'estomac, aussi bien qu'une maladie d'estomac.

II

Maladie aigue, maladie chronique

Le malade. — Qu'est-ce qu'une maladie aigue et une maladie chronique ?

Le médecin. — Les maladies aigues sont celles qui, ayant une certaine gravité, parcourent vite leur période. On les divise en subaigues, de vingt à quarante jours, et en aigues proprement dites, de quatorze jours.

Les maladies très-aiguès se terminent en deux ou trois jours.

Les maladies chroniques sont celles qui se prolongent au-delà de quarante jours.

Cette distinction a des exceptions.

Une fièvre tierce, même après trente accès, est une maladie aiguè.

Une affection tuberculeuse ou un rhumatisme sont des maladies chroniques dès leur début.

III

Fonction, maladie fonctionnelle

Le malade. — Qu'est-ce qu'une fonction et une maladie fonctionnelle ?

Le medecin. — La fonction d'un organe, de l'estomac par exemple, est le mode d'action propre à cet organe. Ainsi, l'estomac a pour mode d'action d'opérer le premier acte de la digestion.

On dit que l'estomac ne fait pas bien sa fonction si les aliments lui sont lourds et y portent le trouble, suivi de renvois, éructations, rapports, etc.

Les fonctions peuvent être communes à tous les êtres organisés, tant végétaux qu'animaux.

Il y a trois grandes fonctions dans l'ordre de la nature :

La fonction de nutrition,

La fonction de reproduction,

La fonction de relation.

Ces trois fonctions appartiennent au règne animal.

Les deux premières appartiennent au règne végétal.

La fonction de nutrition comprend : la digestion, l'urination, la respiration et la circulation.

La fonction de la digestion s'opère dans l'appareil qui comprend tout le tube digestif, la bouche, l'œsophage, l'estomac, l'intestin grêle et le gros intestin, en y comprenant leurs annexes.

D'où l'on voit qu'un appareil est formé de la réunion de plusieurs organes qui concourent tous à une seule fonction.

La fonction est dans l'acte spécial que chaque appareil exécute.

Chaque appareil n'accomplit qu'une fonction.

La maladie fonctionnelle s'adresse à l'acte que chaque appareil accomplit dans certaines de ses parties et non à l'appareil lui-même.

Par exemple, la dyspepsie ne s'adresse qu'à la difficulté de la digestion dans l'estomac.

La dyspepsie, s'adressant à la fonction de l'estomac et non aux parois de l'estomac ou a l'organe lui-même, est donc une maladie fonctionnelle.

IV

Fièvre

Le malade. — Qu'est-ce que la fièvre?

Le médecin. — La fièvre existe toutes les fois qu'on éprouve une altération de la santé accompagnée d'une accélération du pouls et d'une augmentation de chaleur.

Le corps devient brûlant et le pouls fréquent.

Ces deux caractères suffisent pour reconnaître la fièvre.

Pendant longtemps, on a considéré la fièvre comme constituant une maladie par elle-même : d'où la classe des fièvres essentielles.

Aujourd'hui, le plus grand nombre des médecins considère la fièvre comme sous la dépendance d'une altération d'organe ou des liquides.

Cette question est une de celles qui ont soulevées les plus vives controverses; elles sont loin d'être éteintes.

V

Tempérament et constitution

Le malade. — Qu'est-ce que le tempérament et la constitution ?

Le medecin. — Le tempérament est la prédominence dans l'organisme d'un organe ou d'un système.

Il y a les tempéraments sanguins, nerveux, lymphatique.

Le tempérament bilieux est controversé.

Si l'un et l'autre de ces tempéraments existent en même temps, le tempérament sera alors le coefficient d'un ou de plusieurs système de l'organisation.

Ainsi, le tempérament lymphatico-sanguin désigne ce coefficient, c'est-à-dire la constitution particulière des individus chez lesquels les vaisseaux sanguins et lymphatiques sont naturellement plus développés, plus larges, plus remplis de sang et de lymphe que chez d'autres, offrant en même temps plus de tendances aux affections inflammatoires et lymphatiques.

Le tempérament nerveux est celui chez lequel le système adipeux (ou graisse), étant peu développé, on observe un degré d'irritabilité du système nerveux phériphérique et central.

Le tempérament lymphatique désigne celui qui a les vaisseaux blancs très-développés.

Le défaut d'équilibre dans les humeurs établit la diversité dans les tempéraments sanguin et lymphatique.

La prédominance du système nerveux sur tout l'organisme établit le tempérament nerveux.

Le tempérament bilieux ne peut dépendre que d'un excès dans la sécrétion ordinaire de la bile.

Par *constitution*, on entend en général un état de l'organisation particulier à chaque individu, d'où résultent son degré de force physique, la régularité de ses fonctions, la somme de résistance qu'il oppose aux causes des maladies, la dose de vitalité dont il est doué et les chances de vie qu'il possède.

Une bonne organisation est celle où tous les viscères, tous les systèmes, tous les appareils remplissent leur fonction avec aisance et activité. Le défaut d'équilibre dans leur développement ou dans leurs forces établit la différence des constitutions.

VI

Symptôme

Le malade. — Qu'est-ce qu'un symptôme ?

Le médecin. — Le symptôme indique toute modification dans la fonction.

Tout phénomène sensible au médecin ou au malade pendant la vie est un symptôme.

C'est par l'ensemble et la succession des symptômes qu'on pose le diagnostic, c'est-à-dire qu'on reconnaît une maladie.

Les symptômes deviennent des signes dans l'esprit de l'observateur qui les apprécie.

VII

Inflammation

Le malade. — Qu'est-ce que l'inflammation ?

Le médecin. — En termes de maladie ou de pathologie, l'inflammation ou phlegmasie est un état morbide caractérisé par un afflux plus considérable de sang dans les vaisseaux capillaires, par du gonflement, de la tension douloureuse, de la chaleur, et de la rougeur. Ces phénomènes sont à divers degrés d'intensité.

L'inflammation est dite aiguë ou chronique.

Ainsi, quand on dit : « J'ai une inflammation d'estomac ou une gastrite (cette maladie est rare), » on veut dire que l'afflux du sang dans les capillaires est considérable, que cet afflux donne la fièvre, que la chaleur y est forte, la pression douloureuse et la tension très-grande et que, par suite, la digestion est profondément troublée. Ainsi, une inflammation est toujours organique et non fonctionnelle.

VIII

Engorgement, induration, hypertrophie

Le malade. — Qu'est-ce que l'engorgement, l'induration et l'hypertrophie ?

Le medecin. — Il y a plusieurs sortes d'engorgement : 1° celui d'un conduit, 2° celui d'un tissu.

L'engorgement d'un conduit indique la réplétion, la distension des vaisseaux ou des conduits excréteurs et intestinaux, l'embarras à l'écoulement des matières qu'ils renferment.

Un calcul obstrue les canaux biliaires : voilà l'engorgement des conduits du foie.

Les matières alimentaires restent dans l'estomac plus solides que liquides et ne peuvent facilement passer dans l'intestin grêle par le pylore, qui est leur porte de sortie : voilà l'engorgement de l'estomac.

Le rein ou rognon secrète plus d'urine que le conduit urétère ne peut en laisser passer: voilà un engorgement du rein.

Un gonflement gazeux du gros intestin presse sur l'estomac et arrête sa fonction : voilà un engorgement déterminé.

2° L'engorgement d'un tissu et, par suite, d'un organe s'indique par son augmentation de volume, de consistance, de couleur, sans fièvre.

Il est le plus souvent la suite d'une inflammation. Cette augmentation ne se fait pas, comme dans l'inflammation, par un afflux du sang dans les capillaires, mais par une exsudation liquide, comme la sérosité ou demi-liquide, comme la gélatine.

L'engorgement devenant plus dur, plus solide et plus résistant change de nom. Cet état devient de l'*induration* ou de l'*hypertrophie*.

IX

Embarras

Le malade. — Qu'est-ce qu'un embarras? L'embarras gastrique, intestinal, du foie, par exemple?

Le medecin. — Ce terme signifie en medecine un arrêt ou la cause d'un arrêt dans le cours d'un liquide.

L'embarras de la circulation est un arrêt dans le cours du sang.

L'embarras bilieux ou des urines signifie

l'arrêt de la bile ou de l'urine dans leurs conduits.

Le mot embarras gastrique, embarras intestinal, signifie aussi un arrêt dans le cours du chyme ou du chyle, comme aussi l'état de malaise qui en résulte.

X

Maladie organique

Le malade — Qu'est-ce qu'une maladie organique ?

Le medecin — La fonction d'un organe comme celui de l'estomac est, avons nous déjà dit, le mode d'action propre à cet organe.

L'organe est la partie anatomique dans laquelle s'opère la fonction

Les organes de la digestion forment dans leur ensemble l'appareil digestif.

L'appareil digestif comprend l'ensemble des organes qui concourent à l'accomplissement de la digestion.

Chez l'homme, cet appareil comprend, nous le répétons, la bouche, le pharynx, l'œsophage, l'estomac, l'intestin grêle, le gros intestin, les divers corps glandulaires, comme les parotides, les amygdales, le foie, le pancréas.

Chacune de ces parties est appelée organe.

L'estomac est un organe, l'intestin est un organe, etc.

Comme on le voit, on donne le nom d'organe à des subdivisions des appareils dont chacune est divisible en parties diverses.

Les maladies organiques sont celles qui

changent les éléments anatomiques d'un organe.

L'analyse anatomique, celle qui agit sans décomposition chimique, par simple dédoublement successif, ne peut plus reconnaître ni ramener les tissus et les humeurs à leurs caractères normaux.

XV

Catarrhe

Le malade — Qu'est-ce que le catarrhe ?

Le médecin — Les *membranes* muqueuses tapissent la face interne de tous les organes creux et communiquent à l'extérieur par les diverses ouvertures du corps.

Elles se trouvent en contact avec les substances étrangères à l'organisation et sont humectées d'un liquide muqueux.

Le catarrhe est l'inflammation des muqueuses, inflammation aiguë ou chronique, avec augmentation de la sécrétion habituelle de ses membranes ; de là, le catarrhe pulmonaire, vésical, intestinal, nazal.

Le nom de catarrhe se trouve aussi réserve à la supersécrétion de la muqueuse.

Le catarrhe pulmonaire est donc toujours accompagné de sécrétions muqueuses, séreuses, glaireuses, de même celui de la vessie, celui du rectum, etc.

Ces glaires, dans le premier cas, sont dans les crachats, et dans les deux autres, dans l'urine et les déjections alvines.

XII

Calcul

Le malade. — Qu'est-ce qu'un calcul?

Le medecin. — On donne ce nom aux concrétions qui se forment accidentellement dans le corps.

Ces corps étrangers sont inorganiques, se développent dans les conduits ou réservoirs tapissés par une membrane muqueuse.

Il se rencontre des calculs dans les articulations, les voies biliaires, les intestins, les poumons, la prostate, la vésicule séminale, les voies salivaires, les organes génito-urinaires.

XIII

Hydropisie

Le malade. — Qu'est-ce que l'hydropisie ?

Le médecin. — La sérosité ou l'eau du sang est un liquide qui est habituellement exhalé par les membranes séreuses. C'est de la sérosité qui sort d'un vésicatoire qui a pris.

Or, l'hydropisie est constituée par tout épanchement de sérosité dans une cavité quelconque du corps de l'homme ou dans le tissu cellulaire.

L'hydropisie du ventre ou ascite est un épanchement de sérosité dans le péritoine.

L'hydropisie de poitrine ou hydrothorax est

l'épanchement de sérosité dans l'enveloppe des poumons ou la plèvre.

L'œdème des jambes est l'épanchement de sérosité dans le tissu cellulaire ou graisse, depuis les pieds jusqu'aux genoux.

L'anasarque est l'épanchement général de sérosité dans tout le corps ; cette infiltration commence ordinairement par les jambes, les cuisses, le ventre ; gagne la poitrine, les bras et la tête.

XIV

Tumeur

Le malade. — Qu'est-ce qu'une tumeur?

Le médecin. — Une tumeur est toute éminence circonscrite, d'un certain volume, développée dans une partie quelconque du corps.

On confond ainsi sous la dénomination de tumeur la simple expansion, la tuméfaction, soit inflammatoire, soit de tout autre nature; la distension d'un organe par l'accumulation des matières qui, dans l'état normal, n'y sont contenues qu'en petite quantité; la tuméfaction produite par le déplacement d'un organe qui vient faire saillie dans sa nouvelle place.

On entend aussi par tumeur des productions nouvelles morbides persistantes; des collections liquides circonscrites; des polypes, des condylomes, des fongus, des kystes, des abcès, des cancers.

XVI

Diathèse

Le malade. — Qu'est-ce qu'une diathèse ?

Le médecin. — Le mot diathèse signifie disposition générale en vertu de laquelle un individu est atteint de plusieurs affections locales de même nature.

La diathèse tuberculeuse, cancéreuse, purulente, syphilitique.

Chacune de ces diathèses peut se montrer sur plusieurs organes à la fois.

Dans les diathèses, le sang est altéré. Le sang renferme à l'état de dissolution tous les principes immédiats qui forment les tissus et humeurs de l'organisme. De là une solidarité complète entre ces parties et le sang qui représente le tout.

Si un tissu est primitivement altéré, le sang auquel il emprunte et dans lequel il rejette ses principes le sera bientôt, et *vice versa;* si le sang est altéré le premier, il ne tarde pas à rejeter ses principes morbigènes dans un organe ordinairement le plus faible.

XVI

Cachexie

Le malade. — Qu'est-ce qu'une cachexie ?

Le médecin. — Dans la cachexie, il y a une altération profonde de la nutrition.

Cette mauvaise disposition du corps se retrouve dans la suite des maladies longues ou d'une gravité incontestable.

Le teint des cachectiques est jaune plombé.

Les tissus sont bouffis, le sang est presque séreux et tous les tissus sont frappés de langueur.

On dit la cachexie cancéreuse, tuberculeuse, saturnine, paludéenne, lorsque ces maladies sont à leur dernière période.

Ces préliminaires ont formé la première conversation du malade avec son médecin ordinaire.

La définition et l'explication des termes que nous venons de passer en revue étaient nécessaires pour entrer en matière et comprendre le langage médical.

Nous arrivons ainsi au deuxième chapitre, qui doit contenir la description abrégée de la classe des maladies et des affections contre laquelle, épuisant les ressources d'un traitement à sa portée, le médecin se trouve, à fin de compte, obligé de recourir aux Eaux minérales alcalines et d'envoyer son malade à la station de Vichy.

CHAPITRE II

SOMMAIRE. — Conversation du médecin avec les malades sur les Eaux minerales de Vichy. — Maladie d'estomac, dyspepsie. M. N. — Maladie du foie, jaunisse ou ictere M. T. — Maladie d'entraille, entéralgie M P. — Affection de matrice et d'ovaire. Mme J. — Chlorose. Mlle C. — Maladie des voies urinaires, colique néphretique et gravelle M. M. — Goutte et rhumatisme. M A. — Phénomene de l'alcalisation du sang — Diabete. M. L. — Albuminurie. M. F. — Fievre intermittente, affection paludeenne avec hypertrophie de la rate. M. V

I

Maladie d'estomac, dyspepsie. M. N.

M. N. — Vous me dites, docteur, que je suis dyspeptique, parce que j'ai de mauvaises digestions ; qu'est-ce que la dyspepsie ?

Le médecin. — Vous êtes dyspeptique, parce que vos digestions sont lentes, accompagnées de rapports, quelquefois de vomissements; vous avez des borborygmes, des flatuosités, etc.; je reconnais votre dyspepsie aux symptômes qui l'accompagnent.

M. N. — Je crois que vous vous trompez, docteur. J'ai une gastrite.

Le médecin. — La *gastrite*, monsieur N..., s'accompagne de fièvre et vous n'en avez pas; d'anorexie, d'insomnie; vous avez de l'appétit et vous dormez. Il y a aussi une douleur extrême à la moindre pression épigastrique, et vous n'éprouvez rien de ce côté. La maigreur se fait rapidement et un état des plus graves arrive très-vite.

M. N. — Si je n'ai pas de gastrite, j'ai une gastralgie.

Le médecin. — La *gastralgie* n'est pas aussi différente de la dyspepsie que vous paraissez le croire. Dans la gastralgie, tout le mal d'estomac est nerveux, et une des formes de la dyspepsie est la dyspepsie nerveuse. Il y a toutefois une différence entre la gastralgie et la dyspepsie.

Dans la gastralgie, les aliments les moins convenables sont ceux qui sont digérés avec le plus de facilité.

Le tiraillement d'estomac, simulant le besoin de la faim, va jusqu'à la défaillance.

Vous n'avez pas une gastralgie, monsieur N.

M. N. — Si tout cela est vrai, est-ce que je ne suis pas atteint du pyrosis ?

Le medecin. — Vous n'avez pas davantage le *pyrosis*. Vous ne vous êtes jamais plaint d'éprouver une sensation brûlante, de quelque chose de chaud, d'irritant, qui, partant de l'estomac, s'élève vers l'œsophage et la gorge et est toujours accompagné d'une sécrétion abondante de salive limpide et aigre. Vous n'avez pas cela.

Vous êtes dyspeptique, monsieur N., et comme je vois que vous ne vous êtes pas bien rendu compte de votre maladie, je vais tâcher de vous la faire comprendre, en même temps que je vous donnerai le motif pour lequel je vous envoie vous rétablir aux Eaux de Vichy.

La digestion des aliments commence à se faire dans l'estomac. Pour qu'elle s'opère bien, il faut que l'estomac sécrète un liquide, *le suc gastrique;* il faut qu'il possède une membrane muqueuse intacte, une circulation, une innervation active et un mouvement particulier dit péristaltique, qui pousse les aliments de haut en bas.

Si toutes ces conditions ne sont pas très-régulières, sans maladies toutefois, il y a dyspepsie. Il n'est pas besoin pour cela d'altération organique.

Le trouble de la fonction seul suffit pour amener la dyspepsie.

La *dyspepsie*, comme vous le voyez, est donc constituée par un trouble fonctionnel de l'acte de la digestion dans l'estomac.

Il y a ainsi une grande variété de dyspepsies.

La dyspepsie peut être *acide*, si la sécrétion est trop acide.

Elle est *muqueuse* avec un excès de mucosité.

Elle est *saburrhale*, en prenant ce mot dans

sa véritable signification, c'est-à-dire considérée comme un résidu de substances alimentaires mal digérées et retenues dans l'estomac à la suite de mauvaise digestion.

Y a-t-il un excès de flux bilieux venant par regorgement à travers le pylore dans le grand cul-de-sac de l'estomac ? La dyspepsie est *bilieuse*.

Est-ce un excès de gaz se développant dans l'estomac avec pression épigastrique, tension à cette région, nausées, éructations inodores ? La dyspepsie est *flatulente*.

Est-ce une difficulté d'absorption de liquides tellement lente que cette quantité de liquide, restant dans l'estomac fort longtemps et comme dans un vase inerte, fait entendre un bruit de clapotement lorsque le malade se retourne brusquement de droite à gauche et *vice versa*, ou bien lorsque le médecin pratique la palpation ? Ce bruit de fluctuation est caractéristique et désigne la dyspepsie des *liquides*.

La dyspepsie des *solides* arrive tout aussi bien que celle des liquides, si le suc gastrique n'est pas sécrété en assez grande quantité.

La dyspepsie peut aussi coïncider avec la grossesse et être amené par elle.

Elle peut aussi être produite par l'aménie, les états diathésiques, cachectiques.

D'où une très-grande variété de dyspepsies, qu'il importe de bien connaître et de bien distinguer.

La dyspepsie la plus remarquable de ces divers états pathologiques est la dyspepsie hypochondriaque. Elle mériterait une étude spéciale, si notre cadre n'était limité.

Vous voyez donc que la dyspepsie peut être primitive, engendrer elle-même diverses maladies de l'assimilation et de la nutrition ; ou bien être secondaire, sous l'influence d'une modification générale ou locale de l'organisme.

Votre maladie, monsieur N., est une dyspepsie simple, et vous savez bien maintenant ce que c'est.

Toutefois, les maladies d'estomac, comme le pyrosis, la gastralgie, l'embarras gastrique, sont souvent traitées par des moyens semblables. Le bismuth, le charbon de peuplier, les purgatifs doux, la magnésie et la chaux préparée sont les médicaments qui servent le plus souvent. Ils ont complétement échoué auprès de vous. Les eaux minérales transportées alcalines gazeuses n'ont pas eu plus de succès. Je vous conseille donc aujourd'hui de vous diriger sur Vichy, station hydro-minérale-alcaline très-remarquable par ses cures dans votre cas. Les sources que la nature a prodiguées dans cette ville sont vraiment exceptionnelles et fournissent au médecin comme au malade une ressource que ne peut égaler aucun autre moyen thérapeutique.

II

Maladies du foie

C'est la vingtième visite que le docteur fait à M. T.

M. T. — Mais, docteur, vous ne m'avez pas guéri, comme vous me l'aviez promis, à la fin de mes trois semaines. Je suis aussi jaune qu'un citron. Je vous prie de m'examiner : j'ai pour mes amis plus qu'une jaunisse. Les uns me disent que c'est une hépatite, un engorgement du foie ; d'autres, que c'est la suite de calculs biliaires ; que sais-je ? Prenez donc une bonne détermination pour moi. S'il faut que j'aille aux Eaux, j'irai dès que vous me le prescrirez et que je serai en état de partir. Je veux en finir avec cette affreuse maladie.

Le médecin. — Votre demande, monsieur T , est trop catégorique, pour que je ne vous réponde pas.

Je veux vous faire comprendre que vous n'avez qu'une jaunisse. Je vous montrerai aussi qu'en allant à Vichy, vous trouverez dans ses eaux minérales le plus court chemin pour arriver à une guérison que je souhaite être aussi prochaine que vous le souhaitez vous-même.

L'hepatite n'est pas une maladie commune; elle ne peut exister sans de la fièvre, sans une tension et une douleur plus ou moins vive au côté droit (hypochondre droit), et sans une coloration jaune de l'urine, qui devient très-rare.

L'engorgement du foie présente toujours un agrandissement facile à constater, parce que son rebord inférieur dépasse les fausses côtes droites. Cet engorgement peut exister sans douleur. Il y a toujours des digestions plus ou moins paresseuses, des urines plus ou moins foncées, et comme il s'accompagne d'un trouble dans la sécretion biliaire, il peut coïncider avec de la jaunisse et avec des calculs dans les conduits biliaires.

La colique hépatique a son siége dans les

conduits du foie et de la bile, appelés conduits cystiques, vésicule et canal cholédoque. Elle prend par accès plus ou moins fort et quelque fois d'une violence à faire croire que quelque chose va se rompre dans le corps.

La douleur s'irradie vers l'estomac, le fait entrer en contraction. Il y a vomissement. Rien n'est pénible comme cette colique. Elle est produite par les efforts des conduits et leur contraction pour expulser l'obstacle qui gêne la bile dans son cours. La réaction est générale, mais c'est une réaction nerveuse, et la circulation n'en est pas troublée de suite. Le pouls reste calme au milieu de tout ce trouble.

A la suite de cette colique, il y a des urines rouges comme du safran, et les sclérotiques (blanc des yeux) deviennent légèrement jaunes. Cette crise peut passer en quelques heures Elle peut durer aussi un ou deux jours.

Les calculs biliaires sont distingués en hépatiques, cystiques, de la vésicule et cholédoque, selon qu'ils siègent dans le conduit hépatique, dans la vésicule, le conduit cystique et dans le conduit cholédoque. Ils sont formés de cholestérine et de la matière colorante de la bile. Ils sont quelquefois assez gros, surtout à un certain âge, pour déterminer les accidents les plus graves.

Nous savons déjà qu'ils produisent la colique hépatique.

Enfin, l'*ictère* ou *jaunisse* a bien pour caractère le plus tranché la couleur jaune de la peau, des conjonctives, de l'urine. Les matières fécales deviennent grises et il existe un gonflement plus ou moins sensible du ventre. La fièvre n'existe pas ; l'appétit est diminué, mais non perdu.

L'ictère peut être une maladie essentielle.

Comme aussi il peut être symptômatique d'une maladie du foie.

Une simple émotion peut le donner.

Le plus souvent, il est simple, sans complication.

La bile passe dans le sang avec ses principes colorants jaune et bleu, sans altération organique, à l'occasion d'un simple trouble nerveux ou d'une commotion morale.

C'est ainsi que la jaunisse s'est produite chez vous, monsieur T. Car vous l'avez eue à propos d'une colère rentrée : votre foie n'est pas sensible et vous n'avez pas la fièvre, donc vous n'avez pas d'hépatite. Votre foie ne déborde pas les fausses côtes, il n'y a donc pas d'engorgement. Vous n'avez pas éprouvé la moindre colique et les signes des calculs ne peuvent pas être sans colique.

Votre maladie n'est pas grave, monsieur T. Vous êtes en état de voyager, nous sommes dans un bon moment de l'année, voici le mois de mai : allez en toute sécurité à Vichy, suivre le traitement le plus efficace et le plus sûr que vous puissiez employer.

III

Maladie d'entrailles, entéralgie. M. P.

M. P. est un jeune homme de dix-huit ans, soigné depuis le bas âge par notre docteur. Il a eu dans l'enfance une gastro-entérite, occasionnée par les mauvais soins et le mauvais lait de sa nourrice. Celle-ci, au lieu de lui donner le sein, lui faisait manger de la soupe. La famille s'en aperçut un peu tard et le retira quand il était encore temps. Les soins de sa famille l'ont rétabli, mais il lui est toujours resté, en grandissant, une susceptibilité d'entrailles très-grande. Le moindre écart de régime la réveille. A chaque renouvellement de saison, ce sont des coliques violentes qui déterminent de la pâleur, du froid aux extrémités et de la diarrhée. La famille fait venir le médecin. Celui-ci, qui est venu cent fois pour la même chose et qui a dû cent fois la rassurer, lui déclare qu'il faut enfin essayer un traitement plus radical que tous ceux qu'on a employés jusqu'à ce jour. Il faut tâcher de fortifier les intestins, en faisant suivre pendant trois ou quatre ans de suite un traitement par les eaux minérales de Vichy, prises aux sources mêmes.

Pour rassurer la famille, le médecin entre dans les considérations suivantes :

« Il faut écarter, lui dit-il, toute idée *d'entérite*, c'est-à-dire d'inflammation d'entrailles. Ces accès ne sont pas accompagnés de la moindre fièvre et la douleur du ventre, loin d'augmenter par la pression, diminue. Une entérite est une maladie d'une durée interminable, l'affaiblissement et la fièvre en sont inséparables. La fièvre typhoïde lui semble comparable, tant les désordres en sont grands.

« La *dyspepsie intestinale* n'existe pas davantage : celle-ci entraînerait des digestions mauvaises et représenterait un certain état morbide continu sans rémittences. La dyspepsie intestinale s'accompagne de tympanite ou développement de gaz dans les intestins. Les gardes-robes présenteraient une intermittence de constipation et de diarrhée. La dyspepsie intestinale n'a point de colique ni de crise douloureuse.

« La présence de *vers intestinaux* pourrait seule produire les mêmes symptômes. Mais rien n'est plus facile que de se rendre compte de la présence d'entozoaires dans les intestins. On constate, en effet, l'existence des parasites intestinaux, soit lombrics, soit oxyures, à l'aide d'un vermifuge répété de temps en temps. La mousse de Corse, le semen-contra sont des moyens inoffensifs, qui débarrassent de ces hôtes parasites et ne laissent pas de doute sur le diagnostic. Vous savez que M. P. a été souvent soumis à ce traitement et qu'il nous a été toujours impossible de trouver des vers intestinaux.

« *L'entéralgie* ou colique nerveuse des entrailles, telle est donc l'affection de M. P.

« Il ne nous est pas difficile de soulager la colique au moment où elle se produit, soit avec des frictions calmantes, soit avec des potions antispasmodiques ; mais nous n'avons pas pu empêcher son retour par les moyens que nous avons employés, comme la pepsine, la diastase et le régime.

« Pour essayer d'un traitement curatif plus actif, je n'hésite pas à vous conseiller d'envoyer votre fils aux thermes de Vichy. Il y trouvera des moyens énergiques, puissants, contre ce genre d'affection, et peut-être ce qu'il chercherait en vain ailleurs. »

IV

Affection de matrice et des ovaires. Mme J.

Ces affections ne semblent pas, en général, rentrer dans le cadre des maladies traitées à Vichy. Nous pensons que c'est par erreur, car toutes les affections de cette classe, soit de la matrice, soit des ovaires, soit du vagin, y sont parfaitement modifiées et souvent guéries. Seulement il faut qu'elles soient sous la dépendance ou la suite d'une affection d'estomac, d'entrailles ou de la fonction digestive. Cette opinion est partagée par la plupart des confrères de Vichy, et je crois donc utile d'en parler avec quelques développements.

Le docteur reçut un jour une lettre d'une ancienne cliente, Mme J. Elle lui avouait que, depuis un an, époque où elle avait été forcée de prendre d'autres conseils, elle était devenue enceinte, avait eu une assez bonne grossesse et fait un excellent accouchement. Depuis quatre mois que ses couches étaient terminees, elle ne pouvait se remettre d'un engorgement de matrice, suite de la métrite qui était survenue quatre jours environ après le phénomène de la parturition. Deux médecins, d'une opinion tout à fait opposée, la dirigeaient en ce moment : l'un d'eux voulait lui faire suivre le traitement hydrothérapique et l'autre l'envoyer à Vichy. Mme J. demandait aujourd'hui par lettre à son ancien médecin, en qui elle a grande confiance, ce qu'elle devait faire.

La réponse ne se fit pas attendre bien longtemps.

Le docteur prit la plume et écrivit :

« Madame,

« J'ai eu l'honneur de vous donner des soins pendant une dizaine d'années et j'ai toujours, malgré vos quatre grossesses précédentes, reconnu en vous une grande faiblesse des reins. d'estomac et d'entrailles : jamais je n'ai trouvé la matrice malade, mais les dispositions du corps changent. L'innervation m'a toujours paru jouer un grand rôle chez vous. Son instabilité du côté de l'estomac a exigé souvent des palliatifs. Elle vous a occasionné bien des coliques, tantôt à un point du ventre, tantôt à un autre, et selon son siége elle recevait des noms différents, toujours en vue de sa nature nerveuse. Un jour, en urinant, vous rendîtes un petit gravier, et depuis ce jour il me fut aisé de comprendre que vos coliques de rein, si vagues, pouvaient être néphrétiques. Dans tous les cas, votre gravelle était constatée et des raisons ultérieures me firent penser qu'elle avait déterminé une légère néphrite.

« La variabilité de l'innervation abdominale ne se contentait pas de troubler l'estomac, les entrailles, les reins : souvent j'ai trouvé, après des crampes d'estomac, les urines troubles et vos sclérotiques jaunâtres. Qu'est-ce que ces signes pouvaient signifier, sinon que votre sécrétion biliaire était troublée dans sa circulation ?

« La longueur et la persistance de votre maladie nous fit vous conseiller pendant deux années de suite d'aller à Vichy suivre le traitement thermal. Vous avez fait deux fois ce voyage et deux fois vous en avez retiré une sensible amélioration.

« Vous pensez avoir aujourd'hui un engorgement de matrice.

« Or, l'*engorgement de matrice* empêche de marcher et donne un mal de reins qui se propage le long des cuisses. Il doit vous être impossible de vous tenir debout dix minutes et de rester assise longtemps. Vous devez n'avoir que deux positions possibles, le lit ou la chaise longue.

Cette affection d'un nouveau genre pour vous me force à vous donner quelques détails sur les maladies de matrice, des ovaires et du vagin. qui sont si fréquentes dans l'existence de la femme.

« Les rapports de voisinage de la matrice et des ovaires sont tels que ces deux organes se touchent par la trompe de falloppe (espèce de conduit qui va de l'un à l'autre à travers les ligaments larges). Leur fonction est la même ; aussi, lorsque l'un d'eux est atteint, l'autre en subit les conséquences.

« La menstruation, qui constitue toute la vie physiologique de la femme de 14 à 50 ans, force le sang qui part tous les mois des ovaires à se diriger dans les trompes de fallope pour se déverser de là dans la matrice.

« C'est tous les mois que ce travail s'accomplit.

« Supposez que ce travail ne soit pas tout à fait régulier, que tout le sang qui suinte de l'ovaire ne soit pas pris, voilà une cause d'*ovarite ;* qu'une partie de ce sang séjourne dans les trompes, voilà une *inflammation des ligaments;* supposez enfin qu'il irrite la matrice, voilà un *engorgement utérin.*

« Une ou l'autre de ces trois inflammations a souvent bien de la peine à se terminer sans accidents ; car, si une nouvelle menstruation la surprend, en voie de résolution seulement, une nouvelle inflammation se développe et de là une suite de maladies qui amènent l'engorgement à une série de rechutes d'une solution longue et difficile.

« Revenons à votre affection.

« Si l'engorgement siége au col de la matrice, il y produit, par le fait de son poids et de son frottement sur la muqueuse du vagin, des *dénudations*, des *ulcérations*, surtout si le vagin est un peu sec.

« Le contraire peut avoir lieu ; il peut s'y

produire une hypersécrétion de mucus, de muco-pus, de glaires blanchâtres, claires comme du blanc d'œuf; de là, la leucorrhée et le catarrhe vaginal.

« Le *catarrhe vaginal* résulte de l'inflammation du vagin ou vaginite, qui produit un excès de mucosité.

« Le catarrhe vaginal devient facilement chronique si on ne le soigne pas; comme aussi, bien traité, il n'a pas l'opiniâtreté des autres catarrhes.

« Le *catarrhe du col de la matrice* se produit de la même manière que le catarrhe vaginal; il coïncide avec l'engorgement du col et il ne tarde pas a produire sur la muqueuse une sorte d'inflammation boutonneuse, comme si une maladie de peau, un herpétisme accentué existait dans ces parties.

« La leucorrhée, pour se produire, n'a pas besoin du catarrhe utérin, ni du catarrhe vaginal. Ce sont deux maladies distinctes.

« Ainsi, sans qu'il y ait catarrhe ni aucune lésion dans la matrice ou le vagin, la nature, qui a mis beaucoup de glandes sécrétoires dans cet organe pour le lubréfier et l'humecter, peut, par une raison quelconque, la pauvreté du sang par exemple, produire un excès considérable de cette sécrétion et donner lieu à la *leucorrhee* ou *flueurs blanches*.

« Le flux menstruel a pour origine un écoulement du sang provenant du détachement d'un ovule (premier germe de la grossesse).

« Les perturbations que cet écoulement de sang entraîne varient. Ou bien cet écoulement est insuffisant, difficile, peu abondant : c'est la *dysmenorrhee*.

« Ou bien cet écoulement est nul, alors qu'il devrait être régulier et périodique tous les mois : c'est l'*aménorrhée*.

« Ou bien il est trop abondant et constitue une *perte* ou *hémorragie*.

« Mais laissons de côté pour le moment tous ces états pathologiques, qui vous ont occupée dans le temps, parce que vous les avez connus presque tous.

« L'affection nouvelle dont vous êtes atteinte ne leur est pas étrangère, car il me semble incontestable que la maladie que vous avez depuis votre dernier accouchement n'est pas un fait accidentel, comme vous paraissez le croire, mais bien la conséquence de votre faiblesse et de votre atonie abdominale.

« Comme tous les autres organes du ventre, l'utérus (ou matrice) a subi à son tour les mêmes lois, celles de l'inflammation et du gonflement chronique.

« Aussi, en souvenir du passé et dirigé par la pensée que, pareillement à vos maladies précédentes, dont la marche a été si heureusement modifiée par la fréquentation de Vichy, n'hésiterai-je pas à croire que celle-ci recevra d'un traitement semblable la même impression.

« Je tire donc mes conclusions et ma manière de voir de vos antécédents et du caractère spécialement pléthorique de vos voies digestives, des glandes qui leur sont afférentes, et des moyens qui ont réussi à leur rendre toute liberté.

« L'indication des Eaux de Vichy, ainsi formulée et raisonnée, me paraît aussi formelle dans votre cas que celle qui me ferait vous conseiller d'aller à une station sulfureuse, Luchon ou Barége, si vous aviez une constitution ou une maladie herpétique.

« Je vous tiendrais encore le même raisonnement, si vous aviez une autre maladie, comme l'ovarite ou bien toute autre de celles que je viens de vous indiquer et de décrire rapidement.

« Toutes vos maladies ont une même origine, viennent d'une même déviation : le trouble de l'innervation de la fonction digestive ; et, à cause de cela, elles trouveront leur guérison dans les Eaux thermales de Vichy.

« Recevez, je vous prie, Madame, l'assurance, etc.

« *P. S.* — Vous savez que toutes les sources de Vichy ne sont pas pareilles. Les unes sont riches en bicarbonate et les autres en principes ferrugineux, et il serait imprudent de suivre indifféremment le même traitement que les autres malades. Il faut vous en remettre aux soins du médecin expérimenté que vous avez déjà consulté ; car il appartient à lui seul de vous indiquer la direction qu'il convient de suivre. »

V

Pauvreté du sang, chlorose. Mlle C.

Le docteur est reçu comme ami dans la famille de Mlle C. Cette jeune fille a aujourd'hui seize ans, et les parents, qui n'ont pas d'autre enfant, interrogent le docteur sur la maladie qui a pu opérer si vite de si grands changements dans sa santé.

Le médecin. —Vos demandes au sujet de

Mademoiselle me conduisent à vous parler de deux affections qui jouent à son âge un rôle des plus importants : la *chlorose*, d'une part, appelée encore *pâles couleurs;* et l'*anémie*, d'autre part.

La chlorose est le *morbus virginus* des anciens auteurs; elle est caractérisée, comme vous le voyez trop bien, par une pâleur excessive, une teinte jaunâtre ou verdâtre de la peau, la mollesse et la flaccidité des chairs, la blancheur des lèvres et des conjonctives. Il y a le plus souvent de la dyspepsie.

Vous pouvez remarquer combien la digestion est troublée.

Vous ne pouvez pas parvenir à trouver le moyen de faire manger. Vous avez épuisé tous les aliments possibles. Rien ne tente. Dégoût pour toute chose.

Les médicaments que j'ai pu employer n'ont rien produit. Ceux qui ont le mieux réussi n'ont eu de résultats que pendant trois ou quatre jours.

Outre cette dyspepsie stomacale, il y a des lassitudes, des tristesses et des pleurs spontanés et qui paraissent exister sans raison.

Enfin, pour nous, médecin, il existe aux carotides un bruit, appelé bruit de soufle, très fort, un espèce de roucoulement que l'auscultation des vaisseaux nous permet de bien distinguer.

Tels sont les symptômes de la maladie de Mlle C.

Cette maladie est constituée par une diminution dans la composition du sang. Le sang se compose de parties liquides et de parties solides, qui forment le caillot ; dans celles-ci, les globules, corps tout ronds et qu'on ne voit qu'au microscope, diminuent de 20 et 50 pour cent.

La moyenne des globules dans le sang normal est 127 pour 1,000 parties. L'abaissement de 113 n'est pas incompatible avec la santé. C'est le chiffe 80 qu'on doit regarder comme la limite où le vice du sang commence à être morbide. On rencontre un abaissement à 50 et 60 dans la chlorose confirmée.

Telle est la véritable lésion du sang dans la chlorose.

L'*anémie*, comme la chlorose, consiste, non pas dans une diminution absolue de la masse du sang, mais dans une diminution des globules de ce liquide.

L'eau augmente dans le sang à mesure que les globules y diminuent.

La décoloration et l'affaiblissement accompagnent toujours l'anémie. Le visage se bouffit, la marche est pénible, les sueurs faciles.

Entre la chlorose et l'anémie, il y a un trait commun : la diminution des globules du sang ; aussi a-t-on confondu souvent ces deux affections, sous le nom de *chloro-anémie.*

Toutefois, la distinction existe.

Cette distinction porte sur les phénomènes qui dépendent du système nerveux. L'anémique et la chlorotique diffèrent totalement, à ce point que l'homme, qui ne peut avoir le système nerveux et l'organisation de la femme, ne peut pas être non plus atteint de chlorose, sauf exception rare.

Les troubles de l'innervation peuvent être cause chez les jeunes filles de la maladie qui nous occupe. Ces troubles nerveux peuvent présider à tous les phénomènes de durée, de marche, d'étiologie, de symptômatologie; en un mot, pendant toute l'évolution de cette remarquable et singulière maladie de la jeune fille, qui la saisit à la fleur de la jeunesse, dans ses plus belles années, de 12 à 20 ans.

Rien n'est plus favorable au traitement de la chlorose que l'usage d'une eau minérale prise sur place.

Les eaux thermales les plus diverses, les plus variées réussissent.

En première ligne, il faut placer les eaux ferrugineuses; mais, les bicarbonatées, chargée d'acide carbonique et de principes ferrugineux, sont aussi favorables; car, en dehors de l'élément ferrugineux, l'élément sodique opère sur l'estomac une action qui réveille l'appétit, l'assimilation, la nutrition et les forces.

En dehors de l'action médicamenteuse, le voyage, la distraction, le changement de climat, les promenades, les excursions, tout agit dans un sens favorable, et il est rare que l'amélioration n'en soit pas la conséquence.

Vous avez ainsi, chers parents, les explications que vous pouviez attendre de moi et de mon expérience.

Faites partir Mademoiselle avec une personne de vos amis, ou mieux accompagnez-la à Vichy; confiez-la à la direction d'un médecin, et elle vous reviendra dans de meilleures conditions.

VI

Maladies des voies urinaires. — Colique néphrétique, gravelle. M. M.

Dans sa tournée du matin, le docteur entre chez M. M. Ce dernier a été surpris, la nuit dernière, d'un violent accès de colique néphrétique, dont n'ont pu venir à bout les calmants les plus énergiques.

M. M. a déjà eu trois accès; le dernier a été le plus aigu.

Ce malade a entendu quelques personnes raconter que cette maladie conduisait à la *pierre;* il veut l'éviter à tout prix. Il demande comment il se fait qu'on puisse tant souffrir et quelle est la nature de cette affection et ses moyens de guérison.

Le médecin. — Les reins, voyez-vous, monsieur M., laissent passer, comme à travers un crible, le petit sable excessivement fin qu'on connaît sous le nom d'acide urique. Supposez que quelques grains de ce sable soient plus gros ; ils auront de la difficulté à passer ; de là les efforts, la colique, la congestion, la néphrite quelquefois.

Si les petits graviers se réunissent et en forment un plus gros dans la vessie, celui-ci, devenu trop considérable, ne peut plus sortir et devient un *calcul*.

La composition chimique de ces calculs se trouve être de l'acide urique, des urates de soude, de chaux, de magnésie, d'ammoniaque, de phosphate ammoniaco-magnésien, du carbonate et oxalate de chaux, etc., et une matière animale.

Nous avons dit que les graviers des reins, sous la forme d'acide urique, occasionnaient la colique néphrétique et constituaient la gravelle. Ce que nous allons dire maintenant de la gravelle s'applique également à la colique néphrétique.

La *gravelle* tire son nom des graviers ou petits corps graveleux de la grosseur d'une tête d'épingle, parfois beaucoup plus petits ; on les trouve réunis au fond du vase dans lequel l'urine a été déposée et s'est refroidie. Il y a des graviers, comme nous le disions, assez gros pour occasionner beaucoup de souffrance à la sortie des reins, de la vessie ou du canal. C'est surtout à la sortie des reins et des uretères que ces graviers peuvent déterminer des accès de colique dont la violence est inouïe. Ces coliques, dont la durée est souvent beaucoup moindre, peuvent se prolonger vingt-quatre heures et au-delà. Les douleurs partent alors du rein droit ou gauche, font le tour de la ceinture et semblent se perdre sur les côtés du ventre, en se dirigeant vers la vessie ; rarement les deux côtés sont pris à la fois. Les extrémités se refroidissent, le pouls ne change pas de caractère. Il n'est pas plus fréquent qu'à l'état normal. Les vomissements surviennent et le malade croit qu'il va mourir dans une crise.

Ces concrétions urinaires peuvent s'arrêter dans la vessie, s'y assembler, s'y agglomérer et ne plus pouvoir traverser l'urètre : c'est alors un véritable calcul ou pierre.

Les *calculs* ou *pierres* sont donc de gros graviers qui séjournent dans la vessie, où ils ne font qu'augmenter. Ils forment quelquefois des masses énormes, dont le poids s'élève à plusieurs kilogrammes, puisqu'on en a cité une qui pesait jusqu'à 3 kilos 900 grammes. On en trouve quelquefois, 2, 3, 4; on cite des cas où le nombre en est considérable, comme celui de Buffon, dont la vessie en renfermait cinquante-cinq du volume d'un gros pois et d'une forme triangulaire. Ils sont, en général, ovoïdes, ternes et lisses.

Leur dureté présente des différences infinies. Ils peuvent se développer autour d'un corps étranger, comme une épingle, un caillot de sang, etc.

Après la colique néphrétique, la gravelle, les calculs, ajoutons quelques mots sur *le catarrhe de la vessie*, conséquence le plus souvent d'une cystite chronique (inflammation de vessie) ou d'une hypertrophie de la prostate.

Ainsi, nous aurons parcouru avec vous,

monsieur M., la plupart des maladies des voies urinaires à propos de votre accès de colique, et vous saurez que toutes ces maladies sont modifiées avantageusement par le traitement de Vichy.

Le *catarrhe de la vessie* à l'état aigu n'est autre chose que l'inflammation muqueuse de ce réservoir. Le besoin d'uriner fréquemment et impérieusement, les douleurs cuisantes pendant la sortie de l'urine, le ténesme, les épreintes, la fièvre, l'agitation, la soif, l'insomnie, les hoquets, les vomissements, l'urine muqueuse, peu abondante, rougeâtre : tels sont les symptômes de cette inflammation.

Le catarrhe chronique n'a plus ces paroxysmes de douleur et de fièvre ; il a la fréquence dans la mixtion et le dépôt caractéristique au fond du vase d'un mucus plus ou moins épais, glaireux et quelquefois purulent dans les dernières périodes de la maladie.

Les maladies de la prostate, les rétrécissements de l'urètre, les calculs urinaires, les tumeurs de la vessie, la paralysie de la vessie, voilà autant de maladies distinctes et autant de causes du catarrhe de la vessie.

Il n'existe pas d'inflammation de la prostate, sans que cette glande ne finisse au bout de très-peu de temps ou de plusieurs récidives par se tuméfier et s'hypertrophier. Or, ces affections sont très-communes.

L'hypertrophie de la prostate est très-fréquente chez les hommes qui ont passé 50 ans.

La prostate dont je vous parle est une sorte d'amygdale ou de glande sans conduit excréteur qui se trouve à la sortie du col de la vessie et embrasse la première portion du canal.

C'est à travers cette glande que s'ouvrent les conduits éjaculateurs de la vésicule seminale.

La tuméfaction de la prostate dévie le canal et peut même le boucher. De là, une cause d'ischurie et de rétention d'urine.

Je ne veux pas vous tenir plus longtemps, monsieur M.; il m'était impossible de vous faire comprendre votre maladie sans vous donner une idée de toutes celles des voies urinaires, puisque toutes ont une corrélation intime et que l'une d'elle peut engendrer toutes les autres.

De là, la grande nécessité de vous traiter de bonne heure, de détruire cette prédisposition, soit par les moyens de l'hygiène, soit par les médicaments, soit par les eaux hydro-minérales alcalines gazeuses.

J'insiste sur tous ces moyens, parce que la

tendance de ces affections est de devenir chronique très-facilement et susceptible de se reproduire à la moindre cause occasionnelle, au moindre écart de régime, à propos du plus léger refroidissement.

Pendant plusieurs années de suite, il vous faut aller chercher à Vichy provision de santé, un éloignement à vos crises et une modification spéciale de votre sang, que vous ne pouvez espérer qu'à la longue et en suivant une règle rigoureuse.

VII

La Goutte. M. A.

Le docteur a depuis 20 ans pour client M. A. qui est goutteux de père en fils. Il a ses articulations raides ; les trois-quarts du temps, il est obligé de se servir de béquilles. Ses orteils sont enflés, ses genoux contiennent des matières tophacées, ses petites articulations des mains ont doublé. Il a souvent des répercussions vers la tête, le cœur et l'estomac.

Un jour, la conversation s'engage sur sa maladie.

Le médecin. — Mon cher monsieur A., la science a fait sur la goutte les plus remarquables découvertes.

On sait aujourd'hui distinguer la goutte du rhumatisme, ce qu'on ne savait pas encore depuis Hippocrate, c'est-à-dire depuis trois mille ans.

L'erreur sur la croyance que ces deux maladies étaient d'origine commune reposait sur leur préférence à envahir les articulations.

Les plus grands esprits en médecine, de tous

les temps, s'y étaient trompés et n'en faisaient le plus souvent qu'une seule et même maladie.

Ceux qui les séparaient, et parmi ces derniers il y a eu de grands savants, notamment Sydenham, qui était goutteux lui-même, avaient signalé leur différence, mais sans rien fixer.

Les médecins actuels, à la tête desquels il faut placer un médecin anglais, le Dr Garod, ont uni l'observation clinique à l'analyse chimique et établi le véritable point de distinction entre la goutte et le rhumatisme.

Il ont trouvé que le sang du goutteux renfermait toujours un excès d'acide urique.

Ils ne reconnaissent la goutte dans ses formes anomales, soit de l'estomac, du cœur ou du cerveau, que lorsqu'ils trouvent de l'acide urique en excès, dans le sang.

Le sang du goutteux est surchargé d'urates, voilà le fait démontré.

Mais cette surcharge ne produit pas fatalement la goutte, puisque chez les albuminuriques cette surcharge existe.

La diathèse goutteuse doit donc être distinguée de la diathèse urique ou de l'excès d'acide urique dans le sang.

La diathèse goutteuse est aussi la première condition de l'évolution de la maladie.

Les urates vicient le sang à la façon des poisons et sont l'annonce de la goutte, en portant le trouble dans tous les organes.

Si ce sel se porte à certaines articulations, au gros orteil, par exemple, il s'y fait un dépôt tophacé. Alors le sang, par ce dépôt, revient à sa composition normale et le malade est soulagé.

Ce dépôt peut se faire ailleurs, au cœur, à l'aorte ou aux reins.

Les reins éliminent tous les jours de l'acide urique et de l'urée. Si cette élimination cesse, il y a là une cause excitatrice de la goutte.

Tous les agents qui diminuent la sécrétion urinaire sont une cause de goutte. Parmi ces agents, nous trouvons l'alcool, le café, le thé, etc., etc.

Parlons à présent du *rhumatisme.*

Ce mot se dit d'une foule de douleurs. Une simple douleur névralgique est souvent confondue avec le rhumatisme.

Toutes les douleurs dans les articulations, dans la continuité des membres, sans les symptômes de l'inflammation, sont dites rhumatismales.

Le rhumatisme articulaire est une inflammation du système fibro-séreux des articulations, avec altération particulière du sang. C'est l'*arthrite* ou *arthritis.*

Le rhumatisme articulaire aigu est une maladie bien nette. Elle est accompagnée de gonflement dans une ou plusieurs articulations à la fois. Après douze ou vingt-quatre heures, l'inflammation et le gonflement quittent brusquement cette place, pour envahir une, deux ou plusieurs autres articulations à distance. Ainsi voyage, plusieurs fois de suite, l'inflammation articulaire ou arthrite articulaire aiguë. Elle quitte les premières articulations, y revient jusqu'à trois ou quatre fois dans l'espace de temps que dure cette pénible affection.

Les organes intérieurs, surtout les membranes fibro-séreuses du cœur, de la tête et de l'estomac, ne restent pas indifférents à cette lésion. Souvent même, ils en reçoivent une atteinte indélébile : comme cela arrive dans l'endocardite pour les ouvertures du cœur.

Le plus souvent, l'inflammation articulaire se termine par résolution, au bout d'un temps toujours assez long. Mais elle peut faire naître autour des articulations des dépôts calcaires et être l'origine d'une maladie du cœur.

Voilà la goutte d'un côté et le rhumatisme de l'autre. Deux maladies parfaitement distinctes.

Le rhumatisme goutteux n'est ni la goutte ni le rhumatisme. C'est une maladie à part.

Le rhumatisme goutteux a son caractère dans la force de la lésion. Il est assez rare.

Maintenant, doit-on traiter la goutte ? Voilà la question que médecins et malades se posent.

Les uns disent qu'il faut respecter la goutte. Ils sont de l'avis de cette compagnie d'assurance sur la vie, qui n'admet pas les goutteux, non à cause du danger de la maladie, mais à cause des remèdes que les goutteux prennent.

Pour moi, monsieur A., je dis qu'il faut traiter sagement la goutte, pour soulager et, s'il se peut, guérir les goutteux.

Je n'hésite donc pas à avoir recours à l'usage de l'eau minérale de Vichy, en faisant dans cette ville plusieurs saisons consécutives.

C'est le plus sûr moyen offert par la nature de modifier le sang des goutteux, d'activer la sécrétion urinaire et d'éliminer l'acide urique.

Cela dit, je suis amené à vous parler du phénomène de l'alcalisation.

PHÉNOMENE DE L'ALCALISATION DU SANG.

Ce phénomène se produit toutes les fois qu'on boit en assez grande quantité et pendant longtemps de l'eau minéralè franchement sodique, comme l'eau de Vichy, dont l'effet est de rendre l'urine acide, ou neutre, ou alcaline.

Voilà le fait de l'alcalisation.

Elle n'est jamais que passagère et de très-courte durée.

Elle est toujours à notre disposition. Mais elle ne se produit qu'aux heures où l'on fait usage de l'eau minérale en boisson, ainsi que pendant le bain.

L'alcalisation n'existe pas d'une manière absolue. Le sang ne se sature pas de sels alcalins par un traitement quelconque.

Il conserve toujours la propriété de rejeter

au dehors les sécrétions acides qui appartiennent à l'état physiologique.

L'alcalisation n'est pas une saturation du sang par les alcalins; si cette saturation avait lieu, elle agirait comme un agent toxique et en aurait les conséquences.

Du moment où l'alcalisation serait trop forte, il y aurait intolérance physiologique : elle provoquerait une réaction et cette réaction se traduirait par une maladie.

L'alcalisation bien comprise ne peut donc signifier qu'une modification passagère dans la nature de nos excrétions, qui sont acides naturellement et deviennent neutres ou alcalines, sous l'influence des sodiques.

L'alcalisation, si elle dépasse le but, peut avoir un résultat opposé à celui qu'on se propose d'obtenir.

Ce résultat consiste à rendre le sang trop fluide. Puisque les principes de l'alcalisation sont toxiques, et qu'ils ne peuvent être convertis en notre propre substance, il faut qu'ils soient rejetés très-vite et très-rapidement. L'activité fonctionnelle des veines se trouve accrue et augmente la sortie de ces substances étrangères à l'organisme.

L'alcalisation a donc, comme moyen thérapeutique, deux raisons d'être. La première, c'est d'opérer un changement dans la composition des humeurs, notamment dans la sécrétion des urines. La seconde, c'est d'activer ce dernier moyen d'élimination.

L'alcalisation comme moyen physiologique ne peut qu'être nuisible. C'est pour cette raison que les personnes bien-portantes ne doivent pas faire usage des eaux de Vichy.

Dès lors, la prudence montre que l'emploi therapeutique des eaux alcalines doit être bien indiqué et bien surveillé.

La nécessité d'un médecin qui dirige votre traitement à Vichy se trouve ainsi démontrée.

En résumé, mon cher monsieur A., vous voyez que ceux qui font usage des eaux minérales, soit pour la goutte, soit pour toute autre maladie, subissent un double courant, l'un interne et l'autre externe. Le dernier, éliminateur toujours favorable, chasse les principes contraires au sang, aux tissus, à la vie; le premier, toujours nuisible, introduit, au moyen des bains ou de la boisson, les principes qui rendent le sang impropre à une bonne circulation physiologique.

Les eaux sodiques peuvent être un instrument de guérison, c'est le cas le plus fréquent;

mais elles peuvent être aussi un instrument de maladie ou d'aggravation de la maladie, étant appliquées maladroitement ou avec excès.

On évitera toujours les fâcheux résultats qui pourraient survenir en s'en rapportant aux lumières d'un médecin.

Après cette digression, qui nous a permis d'envisager la manière d'agir des eaux minérales sodiques sur l'organisme, revenons à votre goutte, monsieur A.

Vous avez beaucoup souffert cette année. Votre mal empire. Il est temps d'utiliser nos ressources thermales contre votre affection.

C'est pour vous engager à profiter de Vichy que je vous ai donné toutes ces explications.

Je vous conseille donc d'y aller cette année dès le mois de juin, vers le commencement de la saison.

DIABÈTE ET ALBUMINURIE M. L. ET M. F.

M. L. et M. F. sont deux frères jumeaux ; l'un a le diabète et l'autre l'albuminurie.

Notre confrère les traite avec une égale sollicitude.

Malheureusement, jusqu'ici, aucun des moyens employés n'a réussi

Comme il a obtenu dans sa clientèle les plus heureux effets des eaux minérales de Vichy, il en conseille l'emploi sur place.

VIII

Diabète. M. L.

Le médecin. — Monsieur L., dit-il un jour en faisant sa visite, il est bon que vous ayez quelques notions sur votre maladie, afin que vous deveniez vous-même votre meilleur surveillant.

Vous savez déjà que le diabète s'accompagne d'une sécrétion très-abondante d'urine contenant du sucre de fécule ou glycose. Avec un appétit très-fort, il y a une soif inextinguible et un amaigrissement progressif.

La quantité de sucre rendu par les úrines varie d'un trentième à un septième. Pour 1,000 grammes d'urine, la proportion de sucre peut varier de 33 grammes à 140.

La force de la maladie se révèle à la quantité de sucre rendu. Ainsi, plus vous ferez de sucre dans vos urines, plus vous serez malade.

La salive est fade, doucereuse.

Les gencives deviennent saignantes.

Les dents se déchaussent et se carient.

Des tubercules se développent dans le tissu pulmonaire et se ramollissent très-rapidement.

La transpiration cutanée se supprime.

Il survient quelquefois des gangrènes locales dans les membres.

Les digestions deviennent très-difficiles à un moment donné, et alors il y a des vomissements que rien n'arrête.

Il y a affaiblissement marqué de la vue.

Le marasme peut se déclarer avec l'infiltration des jambes.

La quantité de sucre dans les urines est déterminée, ainsi que sa présence, par l'analyse chimique.

Cette analyse s'appelle, selon l'un ou l'autre objet, quantitative ou qualitative.

Pour déceler la présence du sucre, ayez

un peu de chaux vive dans un petit tube de verre, ajoutez une petite quantité d'urine diabétique et faites chauffer à la lampe à alcool. Si, à l'ébullition, la couleur de l'urine se trouble, devient brunâtre, c'est que l'urine contient du sucre, et plus la couleur se fonce, plus il y a de sucre.

L'analyse quantitative doit être faite de loin en loin, tous les huit jours environ, et être confiée aux soins des pharmaciens spécialistes. A Vichy, nous savons qu'il y en a de très-distingués.

Le diabète est une maladie qu'on ne guérit que si le malade consent à observer son régime, à s'abstenir de tous les aliments qui renferment du sucre de fécule, à faire usage d'une nourriture animale très-substantielle, et à faire tous les ans le voyage de Vichy, pour user à l'intérieur et à l'extérieur de ses sources thermales.

IX

Albuminurie. M. F.

Le medecin. — C'est à présent le tour de M. F., dont la maladie est reconnaissable aussi à la qualité des urines. Ce n'est pas du sucre de fécule qu'on y trouve, mais des traces d'albumine.

Cette quantité d'albumine, pour si faible qu'elle soit, quand elle est constante, constitue la maladie de Bright ou albuminurie. Le nom de Bright est le nom d'un médecin anglais qui a fait faire, le premier, de grands progrès à l'étude de cette affection.

L'albuminurie peut être temporaire ou permanente. Dans tous les cas, c'est un symptôme auquel il importe de faire attention.

Si l'albumine n'existe dans l'urine qu'à l'état de symptôme passager, ce symptôme peut n'être que d'une faible importance.

Cette albuminurie passagère vient des suites de la scarlatine, du choléra, de l'érésypèle, du typhus, de la pneumonie et de la grossesse.

L'urine devient tout à coup foncée, bourbeuse et dépose des urates.

Dans l'albuminurie permanente, les reins se décomposent. Ils commencent par se décolorer; puis, peu à peu, la lésion augmente.

L'urine, débarrassée, par la chaleur, de l'urate d'ammoniaque et traitée par l'acide nitrique, donne la réaction caractéristique de l'albuminurie.

Les signes de la néphrite albumineuse sont les premiers qui attirent l'attention sur cette maladie.

Une douleur persistante des reins doit toujours faire examiner les urines.

Une fois l'albumine constatée dans les urines, il faut de suite soigner cette affection, parce que sa marche est toujours progressive. Elle affaiblit la vue. Elle réagit sur tous les organes en particulier et sur l'économie tout entière.

Avant de la laisser arriver plus loin, le régime doit-être bien déterminé.

Éviter tout aliment albumineux, comme les œufs par exemple.

Il faut tonifier les tissus et les organes digestifs, qui, par leur concours, créent une bonne assimilation.

La stimulation de la peau est aussi un des moyens les plus sûrement employés.

Mais la fréquentation annuelle des Eaux thermales de Vichy est le plus sûr moyen d'arrêter cette pénible maladie.

Les Eaux de Vichy sont si puissantes dans cette affection, qu'on cite des cas de guérison dans des cas d'albuminurie grave et permanente.

Toutefois, il faut prévoir le fâcheux effet de l'état chronique et de la maladie avancée.

Dans cette période, en effet, les reins se décomposent, les éléments de l'urine ne passent plus d'une manière complète à travers le tissu des reins, l'infiltration s'en mêle, puis l'anasarque et une sorte d'hydropisie générale.

Voilà, monsieur F., un aperçu de votre maladie. Il est temps d'y remédier, et vous ne devez pas hésiter à employer tous les moyens que je viens de vous indiquer.

X

Fièvre intermittente. Cachexie paludéenne. Hypertrophie de la rate. M. V.

M. V. est officier. Il arrive d'Afrique et se trouve depuis dix-huit mois en proie à tous les accidents des fièvres intermittentes. Sa rate est très-développée et une bouffissure accusée des tissus dénote un certain degré de cachexie paludéenne.

Le médecin. — Je vois bien ce que vous avez, monsieur V., et je vais tâcher de vous le faire comprendre.

La fièvre paludéenne est due aux émanations marécageuses.

Tant que les terrains paludéens sont couverts d'eau, il ne s'en échappe aucun effluve malfaisant ; mais quand ils se découvrent peu à peu par l'effet des rayons brûlants du soleil, l'intoxication paludéenne arrive et règne à son plus haut degré.

Cette intoxication développe la fièvre intermittente à tous les types, c'est-à-dire sous toutes les formes.

La fièvre intermittente est celle qui apparaît et disparaît à des intervalles plus ou moins éloignés et sans aucune trace du mouvement fébrile pendant les intervalles de repos.

Tout accès de fièvre intermittente a trois stades : celui de froid, celui de chaleur, celui de sueur.

Si l'accès se manifeste tous les jours, la fièvre est quotidienne.

Elle est tierce, si l'accès est tous les deux jours.

Elle est quarte, si l'accès revient tous les trois jours.

Les fièvres intermittentes d'automne sont les plus longues et les plus sérieuses. Elles sont si opiniâtres, qu'elles durent parfois jusqu'au printemps de l'année suivante.

On observe pendant le cours de ces fièvres, surtout quand c'est la fièvre quarte, un engorgement plus ou moins considérable de la rate. Cette lésion est presque constante.

DE L'ENGORGEMENT ET DE L'HYPERTROPHIE DE LA RATE

La rate est un organe mou, spongieux, d'un rouge violet, de 13 à 16 centimètres de long sur 11 de large.

Elle pèse 250 grammes environ.

On connaît à présent les fonctions de la rate ou à peu près. C'est une glande à vésicule close, sans conduit excréteur. Elle est une annexe de la veine-porte ou veine des organes du ventre. Elle contient un très-grand nombre de rameaux veineux, qui servent de réceptacle au sang de la veine-porte dans beaucoup de circonstances physiologiques et pathologiques. En un mot, on pourrait comparer les fonctions de la rate à celle de ces canaux destinés à recevoir le trop-plein des eaux d'un fleuve dont il serait indispensable de régler les débordements.

On a pratiqué, dans de rares occasions, l'ablation de la rate, et quelquefois avec succès.

La maladie que nous décrivons sous le nom

d'hypertrophie de la rate est formée par une quantité considérable de petits grains pouvant atteindre le volume d'une lentille.

Un des résultats les plus communs des fièvres intermittentes est de produire ce gonflement. Or, ce gonflement peut aller jusqu'à six fois le volume de cet organe.

L'un des modificateurs généraux qui réussit le mieux dans ce genre d'affection, quand on a usé et abusé du sulfate de quinine, est l'arsenic. L'arsénic seul peut alors guérir la fièvre intermittente.

Mais l'arsenic n'est qu'un débilitant en lui-même, et la maladie a affaibli l'organisation au point d'amener une cachexie. Le fer est donc, dans ce cas, le réparateur nécessaire.

Si on a fait abus du sulfate de quinine, l'action de ce médicament sur l'estomac est telle qu'il aura produit sur cet organe une inflammation très-longue à guérir.

On sait, du reste, l'influence salutaire du bicarbonate de soude uni à l'acide carbonique libre sur ce genre de maladies.

Ainsi : arsenic d'un côté, fer de l'autre et enfin bicarbonate de soude : voilà les trois agents principaux pour rétablir le malade à la suite des fièvres intermittentes, lorsqu'il a la cachexie paludéenne.

A la suite de ces explications, monsieur V., vous comprendrez les raisons qui me font vous engager à aller de suite aux Eaux thermales de Vichy. Ces eaux contiennent, avec une grande richesse de minéralisation, les trois agents que je vous ai indiqués et qui, par leur association, guériront sans doute votre maladie.

C'est à Vichy que l'on envoie les militaires qui sont dans le même cas, après un séjour prolongé, soit en Afrique, soit dans les Indes, soit dans la Cochinchine.

Dans ce qui précède, nous avons pris pour exemple des affections d'estomac, la dyspepsie; des affections du foie, la jaunisse; des maladies de ventre, la colique néphrétique; des maladies du sang, la goutte, le diabète et l'albuminurie, etc. Nous nous sommes contenté de nommer les maladies du même genre qui peuvent affecter les mêmes organes.

Il est évident que toutes sont susceptibles d'être traitées avec succès à Vichy et que les malades y trouveront, sinon une guérison complète, du moins des améliorations sensibles de leur état.

Dans un chapitre spécial (chapitre V), nous

indiquerons les modes de traitement qui nous semblent les plus efficaces dans les divers cas que nous venons d'indiquer.

CHAPITRE III

SOMMAIRE. — Vichy. — Arrivée — Voitures. — Hôtels, maisons meublees, villas. — Rues principales — Situation, campagne, climat — Bienfaiteurs. — Vichy-la-Ville. — Vichy-les-Bains — Etablissement thermal — Casino — Églises. — Temple — Hospice civil. — Hospice militaire. — Mairie. — Commissariat de police. — Hôtel des postes — Télégraphe. — Journaux. — Cabinets de lecture. — Sœurs Gardes-Malades. — L'ancien et le nouveau parc — Promenades.

Vichy

La petite ville de Vichy, qui comprend 5,600 habitants, appartient au département de l'Allier (chef-lieu Moulins), arrondissement de Lapalisse, canton de Cusset.

Arrivée

On trouve à la station de la gare : l'omnibus de la ville, les omnibus des principaux hôtels et les voitures de place.

Voitures

La course. — *De six heures du matin à minuit :* voiture à un cheval, 1 fr. 50 c.; — voiture à deux chevaux, 2 fr. 50 c.

De minuit à six heures du matin : voiture à un cheval, 2 fr.; — voiture à deux chevaux, 3 fr.

L'heure. — Voiture à un cheval : première heure, 3 fr.; les heures suivantes, 2 fr.; — voiture à un cheval : la demi-journée, 9 fr.; la journée, 18 fr.; — voiture à deux chevaux : la première heure, 4 fr.; les heures suivantes,

3 fr.; — voiture à deux chevaux : la demi-journée, 12 fr. 50 c.; la journée, 25 fr.

Le prix de la première heure, à l'intérieur comme à l'extérieur de Vichy, sera toujours due intégralement, lors même que le cocher n'aura pas été employé pendant l'heure entière.

Les heures suivantes se fractionneront et seront payées par quart.

La journée est fixée à douze heures, y compris deux heures de repos; la demi-journée, six heures, y compris une heure de repos.

Hôtels, Maisons meublées, Villas.

Il y en a un grand choix. Nous conseillons de descendre dans un hôtel avant de se fixer.

On compte à Vichy environ 110 hôtels, 144 maisons meublées et 26 villas.

Pour le séjour à Vichy, les prix varient de

5 à 15 francs par jour, suivant la situation des hôtels et le comfort.

En général, les hôtels, maisons meublées et villas perdent de leur importance à mesure que l'on s'éloigne de l'établissement thermal.

Rues principales

En sortant de la gare, on entre dans la rue de Paris, on arrive à l'angle de la rue de Ballore et de la rue de Nîmes et puis dans la rue Lucas.

L'hôpital militaire s'y trouve à droite.

En continuant, à gauche, le passage Montaret, et plus loin l'établissement thermal.

Si on traverse celui-ci par sa galerie centrale, on arrive sur le parc, au bout duquel se trouve le Casino.

A gauche du parc est la rue Cunin-Gridaine.

A droite, la rue du Parc, au milieu de laquelle la rue Prunel, qui aboutit sur le boulevard Napoléon.

Le boulevard Napoléon voit se développer les chalets de S. M. l'Empereur Napoléon III et le nouveau parc, entièrement conquis sur les terrains de l'Allier.

En tournant à gauche de la rue Prunel sur le boulevard Napoléon, on arrive à une bifurcation, dont l'une conduit au boulevard des Célestins et l'autre au boulevard du Prince-Impérial.

Le boulevard des Célestins, qui tire son nom de la source, fait le tour de l'ancienne ville de Vichy. A la hauteur du parc Lardy, il rencontre la route de Nîmes, qu'il traverse pour arriver à la gare.

La route de Nîmes, à droite, se perd dans la campagne, pour se diriger sur Thiers.

La route de Nîmes, à gauche, rentre dans la ville et y devient rue de Nîmes. C'est la rue la plus commerçante de Vichy. On y voit la nouvelle église, due à la munificence impériale de Napoléon III ; le boulevard de l'Impératrice et la rue qui aboutit au Marché.

Le marché se tient tous les jours ; il est admirablement approvisionné.

On trouve sur le boulevard du Prince-Impérial l'hôtel de la poste, le télégraphe et l'hôtel de la mairie. Il se termine à la rue du Pont, qui conduit sur la place Rosalie ou de l'Hôpital ; c'est là que l'on trouve la source de ce nom et l'hospice civil.

Les rues de l'ancienne ville sont étroites et mal pavées.

L'avenue Victoria limite à droite la ville de Vichy, comme le boulevard des Célestins la limite à gauche.

En suivant ainsi l'avenue Victoria, le boulevard Napoléon, le boulevard des Célestins, on fait le tour de la ville et on parcourt une sorte de triangle, dont le sommet est la gare et les deux autres angles, l'un à la jonction du boulevard Napoléon avec l'avenue Victoria, l'autre au contour du boulevard des Célestins avec le parc Lardy.

On peut faire le tour de la ville en une heure et demie à pied et en une demi-heure en voiture.

Situation, Campagne, Climat

Vichy est située sur la rive droite de l'Allier.

C'est là que se termine la contrée fertile

qu'on appelait autrefois la Limagne et qui faisait partie de l'ancien Bourbonnais.

Le pays a été décrit par Fléchier, Mme de Sévigné, Châteaubriand.

Il est sillonné de petites rivières charmantes.

La vallée qui suit l'Allier et les coteaux qui l'avoisinent sont couverts de vignes et d'arbres à fruits : ce qui donne à la campagne l'aspect d'un jardin.

Les montagnes à l'horizon forment une perspective pittoresque et grandiose.

L'air y est pur, le climat tempéré, l'hiver doux, l'automne ravissant.

Bienfaiteurs de Vichy

Vichy peut mettre en tête de tous ses établissements publics l'inscription suivante :

« *À l'Empereur Napoléon III, Vichy reconnaissante.* »

D'abord, en affermant l'établissement et les sources pour quarante années à une Société anonyme, l'Empereur lui a imposé l'obligation de dépenser 3,500,000 fr. sur la propriété de l'État.

C'est à cette sage mesure qu'on doit l'établissement de 2me et de 3me classe, les citernes d'approvisionnement d'eaux minérales, l'usine pour l'évaporation des sels, la gare d'exportation, le Casino, tous travaux exécutés par la Compagnie fermière.

Mais, en outre, Napoléon III, avec la générosité et la magnificence qui le distinguent, s'est plu à embellir Vichy, de telle sorte qu'on en a fait une ville nouvelle. C'est à lui qu'on doit ses plus belles rues, tous ses boulevards, un parc magnifique sur les grèves de l'Allier, un Hôtel-de-Ville; un hôtel de la poste et du télégraphe; une très-belle église; une digue insubmersible; un barrage à l'effet d'obtenir un lac d'eau; un réservoir d'eau douce qui distribue dans la ville une eau d'excellente qualité.

L'Empereur ne s'est pas contenté de toutes ces améliorations : il y a fait bâtir trois chalets pour son usage.

Mmes Victoire et Adélaïde, sœurs du roi Louis XVI, ont fait construire la galerie nord du grand établissement.

Napoléon Ier fit acheter et planter le parc.

Mme la duchesse d'Angoulême, Mme la duchesse de Mouchy, M. Cunin-Gridaine, ministre de l'agriculture et du commerce, ont contribué à l'agrandissement et à l'embellissement des sources, du grand établissement et de la ville.

Nous sera-t-il permis d'ajouter à cette liste de souverains, de princesses, de ministres, les noms célèbres aussi des savants médecins qui ont su reconnaître et appliquer avec tant de discernement et de succès l'action curative des eaux de Vichy : Maréchal, Chomel, Lucas, Petit, Prunel, etc.

Vichy-la-Ville

Vichy se divise en deux parties bien distinctes.

Vichy-la-Ville et Vichy-les-Bains.

Vichy-la-Ville ou vieux Vichy a un aspect

triste. Il n'y a d'intérêt à le connaître qu'au point de vue des souvenirs historiques.

On croit que Vichy était la ville que les Romains désignaient sous le nom de *Vicus Callidus.*

Ce qui le fait supposer, ce sont les antiquités romaines trouvées dans la partie nord de Vichy-les-Bains.

Vichy-la-Ville, au moyen-âge, était divisée en quatre parties.

Le Moustier, le quartier des Juifs, la ville proprement dite et le Château franc.

C'est Louis II, troisième duc de Bourbon, qui, vers 1400, fit murer et percer Vichy, comme un lieu qu'il choisit dans ses Etats pour le plus propre à faire sa demeure ordinaire, à cause de la pureté de son air.

C'est lui qui fit aussi construire le couvent des Célestins, dont la richesse fut considérable pendant près de quatre siècles. Sa suppression remonte à 1774, sous le règne de Louis XV.

Vichy-les-Bains

C'est la seconde partie de Vichy, et c'est en elle que se concentre tout l'avenir de la ville.

Elle est bâtie sur l'ancien emplacement du quartier de Moustier.

Établissement thermal

Il comprend :

328 baignoires pour bains minéraux ou d'eau douce ;

70 cabinets pour douches d'eau minérale, froide ou chaude ;

2 piscines ;

4 cabinets pour bains de vapeur et douches ;

12 cabinets pour douches ascendantes ;

20 baignoires pour bains et douches vaginales ;

1 salle d'inhalation d'acide carbonique ;

1 baignoire pour bains d'acide carbonique ;

2 baignoires pour bains sulfureux ;

Il y manque encore, selon nous, une salle d'inhalation, et d'aspiration de vapeurs minérales, une salle de pulvérisation et une étuve.

L'établissement thermal comprend : 1° le grand établissement de 1re classe ; 2° l'établissement de 2me et 3me classe ; 3° les bains de l'hôpital.

1° *Grand etablissement ou de 1re classe.* C'est un parallélogramme rectangle, de 57 mètres de long sur 76 de large, percé sur le parc, de 17 arcades. Il compte 100 baignoires.

Une galerie le traverse du nord au sud. La galerie de l'ouest est réservée aux hommes et celle de l'est aux dames.

Le cabinet de bains de l'Empereur se trouve dans la galerie ouest.

TARIF DES BAINS DE PREMIÈRE CLASSE

Bains minéraux	3 f.	»
Bains minéraux avec douches en baignoires	3	75
Bains d'eau douce	1	50
Grandes douches à percussion	1	50
Douches ascendantes	»	75
Douches-vaginales	»	50
Bains ou douches de vapeur	3	»
Bains de gaz acide carbonique	1	»
Séance d'inhalation de gaz acide carbonique	»	50

2° *Établissement de 2me et de 3me classe.*

Il est de forme rectangulaire et n'a qu'un rez-de-chaussée, comprenant 180 baignoires.

Il est traversé par une galerie : à droite le cabinet des hommes, à gauche ceux des dames.

L'établissement de 3me *classe* est annexé à celui-ci ; il comprend 24 baignoires.

TARIF DES BAINS DE DEUXIÈME CLASSE

(linge compris)

Bains minéraux	2f	»
Bains d'eau douce	1	»
Bains avec douches en baignoires	2	75
Douches ordinaires à percussion	2	»
Douches ascendantes sans linge	»	40
Douches vaginales	»	40

TARIF DES BAINS DE TROISIÈME CLASSE

(2 serviettes)

Bains minéraux	»	60
Douches ordinaires	»	60
Douches ascendantes et autres	»	25

3° *Les bains de l'hôpital*, situés place Rosalie, en face la source de ce nom, ont été créés en 1817, sous les auspices du docteur Lucas.

Cet établissement comprend 24 baignoires, 2 piscines et des cabinets pour douches.

Le tarif dès bains et douches de l'hôpital est le même que celui du grand établissement.

Nous engageons les étrangers à visiter, comme dépendances de l'établissement thermal :

1° Les citernes d'approvisionnement des eaux minérales, qui sont situées dans les parties souterraines du grand établissement;

2° L'usine pour l'évaporation des sels, la fabrication des pastilles ;

3° La gare d'expédition des bouteilles.

L'etablissement thermal a été concéde en 1853 à une Societé devenue anonyme en 1862.

M. A. Callou en est l'habile et excellent directeur.

Le Casino

Il s'élève dans l'axe de la grande allée du parc. Il occupe une superficie de 2,400 mètres.

Sa façade principale, décorée de statues, de bas-reliefs, s'ouvre sur le rond-point.

Un magnifique square, entouré de grilles, précède le bâtiment, auquel on arrive par deux pentes douces débouchant sur une véranda vitrée. Le Casino comprend : salle de bal, de lecture, de conversation, de jeux, de concert, de billard, fumoir, salon pour les dames, galeries et salle de spectacle.

Le prix de l'abonnement est ainsi fixé : un mois, 30 fr.; huit jours, 15 fr.; une entrée, 4 fr.

Églises catholiques

Église paroissiale Sainte-Blaise.— M. Dupeyrat, curé.

Cette église, qui faisait partie au quinzième siècle du château de Louis II, est située au centre du vieux Vichy.

Église Saint-Louis, desservie par les Pères Lazaristes.

Ce monument occupe une surface de près de 1,000 mètres. La place et la construction, 2,000 mètres.

Sa façade regarde la rue de Nîmes et l'abside donne sur le boulevard de l'Impératrice.

Chapelle Rosalie, desservie par M. Huriez. superieur des Pères Lazaristes.

Elle est située sur la place de l'Hôpital et dépend de l'hospice civil. Elle est très-fréquentée.

Temple protestant

Situé place du Marché. — Pasteur, M. Clavet.

Le temple se compose d'un bâtiment à une seule nef, à voûte ogivale, soutenue par deux colonnes en style roman. La longueur intérieure est de 18 mètres et sa largeur de 12. Des tribunes sont établies à une hauteur de 4 mètres.

Hospice civil

L'hospice de Vichy, fondé vers la fin du dix-septième siècle, s'est enrichi de nombreuses donations et au moyen d'une certaine redevance par bouteille exportée de la source l'Hôpital.

Cet établissement se divise en hospice civil et en hospice thermal.

L'hospice civil est ouvert aux malades indigents de seize communes.

Il donne asile à vingt-six vieillards et reçoit cinquante-six enfants des deux sexes.

Comme hospice thermal, il affecte, du 15 mai au 30 septembre, 96 lits pour les indigents des deux sexes venant de divers départements.

Hospice militaire

Cet établissement, fondé en 1846, renferme 120 chambres d'officiers et des dortoirs pour 60 sous-officiers et soldats.

Un établissement de bains construit dans l'hôpital même permet aux militaires de prendre leurs bains et leurs douches sans sortir de cet établissement.

La saison commence le 1er mai et finit le 30 septembre.

Elle est divisée en quatre saisons de 38 jours et permet de traiter chaque année 486 officiers et 240 sous-officiers et soldats.

Mairie

Place de l'Hôtel-de-Ville. Ouverte de 9 heures de matin à 4 heures du soir.

Maire : M. Bousquet, ✻.

1er Adjoint : M. Forissier ; 2e Adjoint : M. Mercier.

Secrétaire : M. Lafoucrière.

Commissariat de police

Place de l'Hôtel-de-Ville (bâtiments de la Mairie).

Commissaire spécial : M. Eyssendeck.

Brigadier : M. Percebois.

Poste aux lettres

Place de l'Hôtel-de-Ville. Ouverte de 6 heures du matin à 2 heures du soir, et de 4 à 6 heures du soir. — Dimanches et jours de fêtes, fermée de 10 heures à midi, et de 1 heure à 4 heures du soir.

Les heures de levées des boîtes et de distribution sont affichées dans toutes les galeries, sources, bureaux de l'établissement thermal.

Quatre boîtes aux lettres sont placées dans la ville : 1° aux Célestins ; 2° galerie des Sources ; 3° au coin de la rue Lucas ; 4° à la gare du chemin de fer.

Une boîte spéciale, au service des abonnés du Casino, est placée sous la grande galerie.

La dernière levée a lieu à 8 heures du soir.

Télégraphe

Place de l'Hôtel-de-Ville, hôtel des Postes.

Ouvert de 7 heures du matin à 9 heures du soir.

L'administration du Casino se charge de faire porter les dépêches écrites par ses abonnés.

Journaux

Le Programme du Casino, *l'Hebdomadaire de Vichy*, *Vichy*, *la Liste des Étrangers*.

Librairies, cabinets de lecture

Berne, rue Cunin-Gridaine; Bourgarel, rue Cunin-Gridaine et rue Montaret; Bru, place des Quatre-Chemins; César (Jules), rue Lucas, rue Montaret et galeries de l'Établissement thermal.

Sœurs Gardes-Malades

Rue de la Chame. Ces bonnes Sœurs gardent les malades dans les hôtels. Faire prévenir Madame la Supérieure.

Ces dames dépendent de la commandante dont la maison mère est à Eroges.

Cet ordre a été fondé en 1840 par M. l'abbé Paul-Sébastien Millet.

Les services rendus aux malades par le dévouement et les connaissances spéciales de ces Sœurs Gardes-Malades ont été si bien appréciés, que leur communauté s'accroît tous les jours. Nous ne saurions trop les recommander aux personnes qui auraient besoin de soins constants et assidus.

Les deux parcs de Vichy.

L'ancien parc ou *parc de l'établissement thermal* forme un vaste parallélogramme, compris entre le Casino, la rue Cunin-Gridaine, la rue du Parc et l'établissement de première classe.

Il est planté de beaux platanes et de tilleuls. Ses allées sont garnies de bancs espacés convenablement; d'élégants candélabres éclairés au gaz permettent de se promener le soir.

De 8 heures à 10 heures du matin, on y voit les buveurs parcourant les allées, pour revenir de quart-d'heure en quart-d'heure aux fontaines.

Dans l'après-midi, les bancs et les chaises sont occupés par les lecteurs et les causeurs.

La grande allée centrale est remplie de nombreux promeneurs.

A l'ouest du Casino, on a réservé une partie du parc pour les concerts quotidiens.

Le nouveau parc ou *parc de l'Allier* a une étendue de 11 hectares Il est compris dans l'espace limité au nord par la prolongation de l'avenue Victoria, à l'est par le boulevard Napoléon et le boulevard des Célestins, à l'ouest par l'Allier et au midi par le pré Catelan.

Rien n'est gracieux comme ce nouveau parc: c'est un abrégé du bois de Boulogne.

On y trouve deux allées principales, du nord au sud.

L'une borde l'Allier. Disposée en forme de terrasse, elle permet d'embrasser une vue et un panorama magnifique. De là, on découvre toutes les sinuosités de la vallée que parcourt l'Allier, la campagne si variée et si riche, le village de Vaisse, la route de Gannat et les vertes et riantes prairies qui couvrent toute l'autre rive.

L'autre allée divise toute la longueur du parc en deux parties à peu près égales. Elle est très-habilement ménagée pour le plaisir des yeux et pour tromper les ennuis d'une promenade qu'on fait plusieurs fois par jour.

Plusieurs allées transversales, sablées et très-bien entretenues, permettent de se rendre sur les bords de l'Allier et de traverser ce parc en plusieurs endroits.

Le sol à Vichy est spongieux et absorbe très-vite la pluie sans en garder de trace ; aussi peut-on sortir tous les jours.

Promenades

Les promenades à Vichy et aux environs sont nombreuses et pleines d'intérêt.

La plus rapprochée des promenades est l'*allée de Mesdames*. C'est un joli chemin planté de peupliers, qui conduit, le long des bords pittoresques du Sichon, de Vichy à Cusset.

CUSSET est une petite ville très-ancienne, de 5,000 habitants, chef-lieu de canton, et qui ne forme, à vrai dire, avec Vichy, qu'une seule et même ville.

MONTAGNE VERTE. — Pour se rendre à la montagne Verte, distante de Vichy de 4 kilomètres, on suit la belle route qui commence à la rue de Ballore.

LA VILLA DU BELVÉDÈRE, à huit kilomètres

de Vichy, est située à gauche du chemin des Malavaux, au sommet d'une colline naguère inculte et aujourd'hui plantée d'arbustes.

L'ARDOISIÈRE. — Douze kilomètres de Vichy. On se rend à l'Ardoisière, la plus pittoresque des excursions des environs de Vichy, soit en passant par la villa du Belvédère, soit en passant par Cusset et la route neuve de *Ferrières à la Croix du Sud*, qui cotoie la rive droite du Sichon.

Sur la route se trouve le village des Grivats, connu par sa filature de coton et la fabrication des toiles de Vichy ou Grivats.

LES MALAVAUX. — Sept kilomètres de Vichy. C'est une vallée sauvage, d'un aspect triste et désolé ; de là son nom, vallée *maudite*, *malla-vallis*, d'où Malavaux. On se rend aux Malavaux en passant par Cusset, après avoir traversé le cours Napoléon.

LA CÔTE SAINT-AMAND. — Cinq kilomètres de Vichy. C'est une montagne couverte de vignobles, située au bout d'un chemin encaissé, commençant à la route de Nîmes. Arrivé au sommet, le voyageur jouit d'un point de vue admirable et très-étendu.

CHATELDON. — Ce village est situé à vingt kilomètres de Vichy, dans l'arrondissement de Thiers, sur la route de Nîmes à Paris et sur la rive droite de l'Allier. C'est à coup sûr une des plus pittoresques promenades qu'on puisse faire.

Chateldon possède deux sources d'eau minérale, affermées à la Compagnie fermière.

Ces eaux, fort appréciées, sont froides, ferrugineuses, limpides et gazeuses. Elles contiennent une notable quantité d'acide carbonique, ce qui les fait pétiller et leur donne un goût piquant fort agréable. Leur température est de 12°. Ces eaux sont employées avec succès dans la chlorose, l'impuissance virile, la leucorrhée et à la suite des fièvres typhoïdes.

LE CHATEAU DE BOURBON-BUSSET. — De Vichy à Busset on compte quatorze kilomètres. Deux routes y conduisent : celle de Nîmes, par Abrest et Saint-Jorre ; celle de Ferrières, par l'Ardoisière.

Le château de Busset est construit sur la dernière montagne du Forez.

RANDAN. — Seize kilomètres de Vichy. Le château de Randan, situé au milieu de la forêt de ce nom et auquel on arrive par une route à travers bois, sur la rive gauche de l'Allier, remonte, dit-on, au sixième siècle.

MAUMONT. — C'est un délicieux rendez-vous de chasse, dépendant de Randan.

CHATEAU DE CHARMEIL. — Une des plus jolies propriétés des environs de Vichy, sur la rive gauche de l'Allier. Ce château remonte à Louis XV.

CHATEAU D'EFFIAT. — Agréable promenade, par la forêt.

THIERS. — Excursion d'une journée ; route agréable et féconde en sites pittoresques.

AMBERT. — De Thiers à Ambert, la route suit en partie les bords capricieux d'une rivière accidentée, que l'on nomme la Dore.

L'église gothique d'Ambert est très-appréciée des archéologues et des touristes.

CHAPITRE IV

SOMMAIRE. — Les sources de Vichy et des environs. — Il existe dix sources en ville. — 1° La Grande-Grille — 2° Puits-Chomel. — 3° Source de Mesdames. — 4° Puits Carré. — 5° Source Lucas — 6° Source du Parc. — 7° Source de l'Hôpital — 8° Source des Célestins. — 9° Source de Lardy. — 10° Source intermittente de Vaise. — Il existe cinq sources hors de la ville — 1° Source Sainte-Marie de Cusset. — 2° Source Sainte-Elisabeth de Cusset. — 3° Source Larbaud. — 4° Source Hauterive. — 5° Source Saint-Jorre.

Les sources de Vichy et des environs

1° *Source de la Grande-Grille*

(le Grand-Bouillon en 1642)

Elle jaillit dans la galerie nord du grand établissement, à l'extrémité nord-est.

Avant d'être réunie à cette galerie, elle

était abritée sous un pavillon soutenu par six colonnes. La grille qui donnait son nom au puits a disparu.

La source jaillit dans une belle cuve en marbre, à laquelle les buveurs arrivent par un escalier de six marches en contre-bas. Elle se trouve dans une salle ouverte.

La source arrive par intermittence et par bruyantes saccades.

Elle bouillonne autour de la vasque, dont les parois sont recouvertes d'un enduit jaunâtre.

L'eau est claire, transparente, inodore, d'un goût alcalin.

Elle est chaude d'une température de 43°3.

Le produit des eaux de la Grande-Grille est de 98,000 litres en 24 heures.

Ces eaux vont se réunir, dans les citernes, à celles du Puits-Carre,

Analyse de M. Bouquet :

Bicarbonate de soude	....	4.883
—	de potasse......	352
—	de magnésie...............	303
—	de strontiane..............	003
—	de chaux.............	434
—	de protoxyde de fer........	004
—	de protoxyde de manganèse	traces
Sulfate de soude	....	0.291
Phosphate de soude	....	0.130
Arseniate de soude	....	0.002
Borate de soude	....	traces
Chlorure de sodium	....	0.534
Silice	....	0.070
Matière organique bitumineuse	....	traces
		7.914
Acide carbonique libre	....	908

2° Source du Puits-Chomel

Elle est située au milieu de la galerie nord du grand établissement, à quelque pas de la Grande-Grille.

Ses eaux arrivent au moyen d'une pompe à roue.

Ce puits a été mis en usage par le Dr Chomel en 1695. Il fournit un mince filet d'eau. Le Puits-Chomel s'appelait autrefois la Petite-Grille (Desbrest, 1771). Le Puits-Chomel a une origine commune avec le Puits-Carré.

L'eau en est transparente, limpide, claire, incolore. Sa saveur est alcaline, très-légèrement ferrugineuse. Elle tache le verre. Son caractère distinctif est d'être douce, d'une odeur d'hydrogène sulfuré qui détermine des renvois ; on évite cet inconvénient en laissant évaporer l'eau.

Son débit est de 2,600 litres en 24 heures.

Sa température est de près de 44°. C'est la source la plus chaude de celles de Vichy, et c'est celle qui a le moins d'acide carbonique, 0,768 millièmes. Elle n'est employée qu'en boisson.

Voici l'analyse de cette source :

Bicarbonate de soude	5.091
— de potasse	0.370
— de magnésie	0 339
— de strontiane	0 003
— de chaux	0.427
— de protoxyde de fer	0 004
— de protoxyde de manganèse.	traces
Sulfate de soude	0.291
Phosphate de soude	0 070
Arseniate de soude	0.002
Borate de soude	traces
Chlorure de sodium	0 534
Silice	0 070
Matière organique bitumineuse	traces
	7.201

Cette source a la réputation d'être excellente dans les maux de gorge et de poitrine.

3° *Source de Mesdames*

Elle sort à l'extrémité nord-ouest de la même galerie nord du grand établissement et fait le pendant à la Grande-Grille.

Elle ne fait que jaillir sous cette galerie.

Elle sort de terre à 1,500 mètres de Vichy, sur la route de Vichy à Cusset, près du Sichon, dans l'allée dites de Mesdames.

Elle n'arrive à l'établissement que dans des conduites forcées, sous une pression de trois atmosphères de gaz carbonique. Aussi sa composition n'est-elle en rien modifiée.

Sur place, une pompe aspirante et foulante amène l'eau du puits dans un bassin, puis elle s'écoule dans les tuyaux de conduite vers l'établissement thermal.

Son débit est de 20,000 litres par 24 heures.

Sa température est de 16°.

Son émergence à l'établissement thermal a lieu dans une vasque en étain.

Ce métal empêche le dépôt ocreux de carbonate de fer.

Elle exhale une faible odeur d'hydrogène

sulfuré. Elle est pétillante et a un goût ferrugineux styptique très-léger et pas désagréable. Par sa composition ferrugineuse et ses propriétés chimiques et médicales, elle se rapproche des eaux minérales ferrugineuses si connues de Spa, Forges, Pyrmont, Orezza.

Voici les principaux sels que l'analyse découvre dans sa composition :

Bicarbonate de soude	4.016
— de protoxyde de fer... ...	0.026
Arseniate de soude........	0.003
Sulfate de soude.............	0.250
Acide carbonique....................	1.908

Cette source est véritablement remarquable pour la quantité d'éléments importants qu'elle renferme.

Le bicarbonate de soude lui donne des qualités alcalines qui la rangent à côté de ses congénères.

Le protoxyde de fer la rend tonique, analeptique, capable de rendre au sang le ton, la force et les qualités particulières ferrugineuses qui donnent la couleur et font la richesse des globules; enfin l'arsenic, qu'elle possède en aussi grande quantité, rend son action altérante, propriété si recherchée et si utile dans les diathèses, les cachexies et certaines maladies générales.

4° *Source du Puits-Carré*

Cette source du Puits-Carré est située en contre-bas du sol, sous les galeries souterraines du grand établissement, vers le milieu de la galerie nord, tout à côté de la source du Puits-Chomel.

C'était la fontaine appelée autrefois la fontaine des Capucins.

Son débit est de 252,000 litres par jour.

Cette source alimentait les bains dès 1642.

Ce fut vers l'an 1778 que le Puits-Carré, dit le docteur Desbrest, fut abandonné par les buveurs et réservé exclusivement aux bains.

Cette source coule dans de vastes citernes dont les parois et le fond ont été rendus complétement étanches au moyen d'une puissante machine à vapeur, qui amène en même temps les eaux de l'Allier et met en mouvement l'appareil de la buanderie.

François Belleforest, dans sa *Cosmographie universelle de tout le monde* (1575), donne la description du Puits-Carré. « Je ne veux pas oublier que, près de la ville de Vichy, il y a une grande et belle fontaine, l'eau de laquelle est naturellement chaude, et laquelle jette de gros et assidus bouillons, d'où advient que non loing d'icelle on voit des baings, lesquels, outre leurs beautés, sont souverainement sains à ceux qui vont s'y baigner en saison propre, à scavoir au mois d'avril et de may et en septembre. » (Tom I, page 238.)

Sa température est de 43°5.

Elle donne une quantité considérable de gaz acide carbonique, mais par rapport seulement à la masse de ses eaux, car elle n'en contient par litre que 0,876, c'est-à-dire moins que la plupart des autres sources. Ce gaz sert aux inhalations et aux bains d'acide carbonique.

Son analyse y montre, en outre :

Bicarbonate de soude	4.893
— de protoxyde de fer,.. ...	0.004
Arseniate de soude..................	0 002
Sulfate de soude...	0.291

Comme on le voit, l'abondance de cette source assure la quantité et la qualité des bains, que l'on est sûr de toujours trouver à Vichy à la disposition des malades, quelque nombreux qu'ils puissent être.

5° *Source Lucas et des Acacias*

La fontaine Lucas, dont un captage a réuni les eaux à celles des Acacias, est placée, ainsi que cette dernière, dans la rue Lucas, en face de l'hôpital militaire.

Mareschal l'appelait, en 1642, les Bouillettes; A. Jolly, en 1676, les Petits-Boulets-Carrés ; Claude Fouet, en 1686, les Fontaines-Garniers, à cause du médecin de ce nom, qui les fit entourer d'un bassin. Actuellement, on l'appelle Lucas, du nom du célèbre directeur des eaux de Vichy. La fontaine des Acacias était entourée d'acacias. On l'appelle aussi fontaine du Galoud, parce qu'elle avait de la réputation contre les maladies de peau. Cette réputation était, dit-on, fondée, et on ne voit pas pourquoi l'administration n'a pas disposé à cette source une buvette. Ce puits est à quinze mètres de profondeur, surmonté d'un bâtiment voûté.

L'action de cette eau est très-énergique.

La température est de 29 à 32°.

Son rendement en 24 heures est de 14,800 litres.

Ses eaux coulent naturellement aux grandes citernes, qui reçoivent déjà les eaux du Puits-Carré et de la Grande-Grille.

Son rendement pourrait être triple avec une machine à vapeur.

Voici les éléments les plus importants de sa composition chimique :

Bicarbonate de soude	5 004
— de protoxyde de fer	0.004

Arseniate de soude	0.002
Sulfate de soude............	0.291
Acide carbonique.......	1.751

Nous renouvelons l'expression des vœux d'une partie des malades, en demandant une buvette à cette source.

Beaucoup de malades atteints d'affection cutanées ou d'une constitution dartreuse y trouveraient leur guérison peut-être

Remarque. — Des cinq sources que nous venons de décrire, quatre naissent sur le côté des numéros pairs de la rue Lucas, dans une direction rectiligne à la direction de la galerie nord du grand établissement thermal.

La source de Mesdames, nous l'avons dit, y a été amenée.

6° *Source du Parc ou Puits-Brosson*

MM. Brosson ont obtenu, dès le mois de

janvier 1844, à l'aide de la sonde, dans une profondeur de 40 mètres, une source d'eau minérale sur le Parc.

Elle est située au milieu du parc, à côté de la rue du parc et à l'entrée de la rue Prunel.

Elle est abritée par un kiosque élégant.

Son jaillissement est intermittent et irrégulier, mais régularisé par un système spécial.

Son débit est de 14,800 litres en 24 heures.

Sa température est de 22° centigrades.

Elle est transparente, ternit le verre. Elle a une odeur sulfureuse et un goût alcalin.

Presque toute l'eau est conduite dans les citernes de l'établissement.

Une petite pompe aspirante fait le service de la buvette.

Les principaux éléments de sa composition sont :

Bicarbonate de soude	4.851
— de protoxyde de fer......	0.004
Arseniate de soude	0 002
Chlorure de sodium...................	0.550
Acide carbonique..........	1.555

Elle est très-riche en acide carbonique. Sa température la rend très-propre à l'exportation. Aussi son usage a-t-il bien augmenté.

7° *Source de l'Hôpital*

Elle est à 500 mètres sud de l'établissement thermal, au bout du parc, sur une place semi-circulaire, donnant accès, du côté de l'ouest, à une rue qui conduit au pont de l'Allier, dite rue du Pont.

Cette source était, comme toutes les autres, souillée par les troupeaux de bestiaux, qui traversaient l'Allier à la nage, pour venir y boire, tant ils en étaient friands.

Elle est aujourd'hui renfermée dans un bassin rond, surmonté d'une coupole en fer. On y arrive par un escalier de quatre marches, également circulaire.

Les donneuses d'eau ont établi à leur portée une vente de verres, à l'usage des personnes qui veulent avoir le leur.

Cette source de l'Hôpital porte aussi le nom de source Rosalie, en l'honneur de la duchesse de Mouchy, qui, en 1819, fit faire à ses frais les travaux de terrassement qu'exigeaient les abords fangeux de cette fontaine.

Cette fontaine était nommée, en 1647, Fontaine-Carrée; en 1676, Boulet-Carré, le Gros-Boulet, le Gros-Boulet de l'Hôpital. Boulet est une abréviation de bouillette ou petit bouillon.

Elle jaillit dans une vasque en pierre.

Son débit est de 60,000 litres par jour. Une grande partie de ses eaux se rend dans la citerne de l'établissement de l'hôpital, qui est situé à côté.

La source est intermittente et irrégulière.

La surface de l'eau où elle s'écoule est agitée par le bouillonnement.

Sa température est de 31°.

Ses propriétés physiques sont : peu de saveur ; elle n'est pas d'une apparence limpide ; elle est inodore ; il n'y a pas de bulles de gaz sur les parois du verre. Elle fait passer au bleu le papier de tournesol rougi par un acide. Son peu d'excitabilité la rend moins digestible que plusieurs autres sources, pour certains estomacs. Elle convient très-bien, par suite, à ceux qui sont le siége d'une grande excitabilité nerveuse ou d'une irritation vasculaire.

C'est une des sources les plus fréquentées. On y trouve quatre femmes pour le service de la buvette.

Si on regarde les parois du bassin où se déverse l'eau, on y voit une couche de conferves d'un gris sale. On a souvent besoin de les nettoyer.

Ses propriétés chimiques se révèlent par la composition, dont les principaux éléments sont les suivants :

Bicarbonate de soude	5.029
— de protoxyde de fer,....	0.004
Arséniate de soude..................	0 002
Sulfate de soude.....	0 291
Acide carbonique.............. ...	1.067

Ce sont les femmes surtout qui viennent boire à cette source, une des plus fréquentées et des plus précieuses de Vichy.

8° *Source des Célestins*

Il y a deux sources aux Célestins, l'ancienne et la nouvelle. On arrive à la source des Célestins par les berges de l'Allier, transformées désormais en jardin anglais, et par un escalier taillé dans le roc, au-dessous de l'ancien couvent.

Ancienne source. Elle est d'un très-mince volume; elle a soulevé ou plutôt déposé l'énorme masse de sédiments calcaires sur laquelle reposait le couvent.

Autrefois, c'est à la source même que l'on buvait. Aujourd'hui, on ne la voit pas. Elle ne donne que 500 litres par jour. A la fin du dernier siècle, elle avait cessé de couler. Elle est recueillie dans un réservoir d'un mètre carre de large et de trois mètres de profondeur. Son ouverture est de 35 centimètres, et sa profondeur varie, suivant les heures, entre 1 mètre et 25 centimètres.

L'épuisement du bassin exige quelquefois de cesser de donner à boire pendant quelques heures. On obtient l'eau à l'aide d'une pompe à roue. Non loin de là, on trouve une rotonde, avec des siéges et des tables. Dans les apparments voisins, il y a billard et salle de conversation.

L'eau de la vieille source est très-transparente, très-limpide, inodore, sans couleur, d'une saveur fraîche. Sa température est de 12° centigrade. Elle est d'un goût piquant agréable. Partie du gaz se dégage et partie reste sur la paroi du verre.

Sa composition chimique est, pour les éléments principaux :

Bicarbonate de soude	5.103
— de protoxyde de fer......	0.004
Arséniate de soude.........	0 002
Sulfate de soude.......	0.291
Acide carbonique..	1 049

La connaissance des propriétés des eaux de cette source est aussi ancienne que celle des eaux de Vichy. Elles sont réputées dans la goutte et la gravelle. C'est à cause de cette vieille réputation qu'on les préfère aux eaux de la nouvelle source, dont les propriétés et les effets sont identiques.

Les effets physiologiques sur les malades se traduisent par l'excitation sur le cerveau et les organes urinaires. Aussi les éblouissements, les étourdissements sont-ils la conséquence de l'abus de cette boisson : de même les malades qui ont des dispositions à la congestion des reins ou à la néphrite voient leurs symptômes s'exaspérer. Cette stimulation fait du bien à ceux qui ont de l'atonie dans les organes de la digestion et aux malades faibles. Mais elle est contraire à tous ceux qui sont impressionnables, ainsi qu'aux maladies nerveuses.

Nouvelle source des Celestins. Captée en 1858, elle est à gauche de la première. Elle jaillit d'une masse de rochers d'aragonite, sous une galerie d'un très-bel aspect. Une superbe grotte et une élégante galerie soutenue par des colonnes, avec un très-joli jardin, forment un abri pour les buveurs.

Elle coule dans une cuvette de 25 centimètres de profondeur et 25 centimètres de large. On la voit sortir du rocher. Son bassin est recouvert d'un enduit jaune rougeâtre. L'eau, coulant en plein air, perd de ses principes volatils et gazeux.

Elle est incolore, très-limpide, agréable au goût. Ses qualités physiques sont semblables à l'ancienne.

Sa température est à 13°.

L'analyse y montre :

Bicarbonate de soude	4.101
— de protoxyde de fer......	0.004
Arséniate de soude...................	0 003
Sulfate de soude..........	0 314
Acide carbonique	1.299

Les buveurs y sont peu nombreux, parce que cette source n'est pas connue depuis longtemps.

Elle a les mêmes propriétés que l'ancienne.

9o *Source Lardy*

M. Lardy, propriétaire du clos des Célestins, y a fait forer le puits, auquel il a donné son nom. Il jaillit de 150 mètres de profondeur.

M. Lardy a fait élever au-dessus de la source un pavillon, se reliant à deux rotondes rustiques : sous l'une on se repose ; l'autre sert au capsulage, à l'emballage et à l'expédition des eaux.

La propriété appartient aujourd'hui à MM. V. Lardy et F. Mosnier-Lardy.

Voici ses propriétés physiques : elle est louche, ternit le verre ; elle n'a pas d'odeur prononcée. Son goût est ferrugineux et alcalin.

Température, 23°.

L'analyse chimique y révèle :

Bicarbonate de soude	4 910
— de protoxyde de fer	0.028
Arséniate de soude	0.003
Sulfate de soude	0.314
Acide carbonique	1 750

Nota. — M. Leconte a trouvé, de plus, dans les eaux de Vichy, 1 milligramme d'iode pour 200 litres d'eau,

C'est la source la plus riche en soude, en fer et en arsenic des eaux de Vichy.

Elle est le pendant de la source de Mesdames. Ces deux sources ont plus de fer et plus d'arsenic que les autres.

Des bains y ont été construits. Ils sont bien emménagés et bien situés.

Il y a trente baignoires environ.

10° *Source intermittente de Vaisse*

Cette source peut être comptée parmi les sources de Vichy, parce qu'elle n'est située que de l'autre côté du pont, sur la rive gauche de l'Allier.

Elle n'est utilisée ni en boisson ni en bains ; elle se perd.

On va la voir à cause de sa remarquable

intermittence, qui apparaît toutes les 60 minutes.

L'écoulement de l'eau ne dure que de 5 à 10 minutes.

Avant d'arriver, l'eau s'annonce par un bruit sourd : elle sort en progressant et elle s'élève à un moment donné en une colonne d'une certaine hauteur, puis elle baisse, et sa décroissance est graduelle comme son ascension.

Sources hors de Vichy

Cinq sources sont situées hors de la ville de Vichy.

Deux sources sont à Cusset.

Une source à demi-heure de Vichy, sur la route de Thiers.

Une source à Saint-Jorre, à 1 heure 1/2 de Vichy, sur la même route.

Une source à Hauterive, à 1 heure de Vichy, sur la rive gauche de l'Allier.

La ville de Cusset, qui se trouve si rapprochée de Vichy, possède *un etablissement thermal appelé etablissement Sainte-Marie.*

La durée du traitement s'y prolonge de 25 à 30 jours et la durée des bains n'y est pas limitée. L'établissement a deux sources.

1° *Source Sainte-Marie de Cusset*

Elle jaillit à 80 mètres de l'établissement.

Elle se déverse dans une vasque en pierre de Volvic, sous un pavillon de forme hexagonale, entouré d'une grille et à trois mètres en contre-bas du sol.

Le forage de la source a 84 mètres. Son débit est de 28,000 litres en 24 heures. Le jet est intermittent et s'élève à 12 centimètres de hauteur, par un tuyau de 3 centimètres de diamètre.

Sur les parois du bassin, où se répand l'eau minérale, il y a une couche épaisse de sédiment jaune, avec des viscosités distinctes.

Deux tuyaux partent de la vasque : l'un sert pour l'exportation et l'autre pour le service de la buvette. De là l'eau est dirigée dans un réservoir, qui sert de réserve pour le service des bains et des douches de l'établissement.

Les propriétés physiques de cette source présentent une eau claire, transparente, sans odeur. Incolore dans le bassin, elle est mousseuse et blanchâtre à sa sortie. Sa saveur est fraîche, piquante, ferrugineuse. Sa réaction est alcaline.

L'analyse chimique y montre, d'après M. O. Henry :

Bicarbonate de soude....................	4.2000
— protoxyde de fer et manganèse.	0.0200
Arsenic et matière organique	traces
Acide carbonique........................	0.6100
Sulfate de soude	0 4000

Ses propriétés physiologiques consistent à activer la digestion et à exciter la muqueuse gastrique, en provoquant une abondante quantité de suc gastrique.

Ses propriétés thérapeutiques sont les mêmes que celles de Vichy.

2° *Source Sainte-Élisabeth de Cusset*

A 5 mètres de la grille d'entrée, on voit deux plateaux qui recouvrent le bassin de captage.

Ce bassin a deux tuyaux, dont l'un conduit l'eau à la buvette et l'autre au réservoir commun avec la source Sainte-Marie. Le forage de cette source a été trouvé à 89 mètres de profondeur.

L'eau de la source Sainte-Elisabeth est limpide, sans odeur et chargée de bulles d'air. Elle est blanche, d'une saveur alcaline et bicarbonatée. Sa température est de 16°.

L'analyse y découvre :

Bicarbonate de soude..................	5.2000
— protoxyde de fer et manganèse	0 0090
Arsenic et matière organique............	traces
Sulfate de soude........................	0.5030
Acide carboniqne	0.2800

L'administration de l'établissement Sainte-Marie ne néglige rien pour attirer les malades qui viennent à Vichy : elle leur offre des prix plus doux et un omnibus gratis, qui fait le service constant de Vichy à Cusset et réciproquement.

3° *Source Larbaud*

Elle est située à quatre kilomètres de Vichy, sur la droite de la route d'Abrest.

Cette source n'est pas utilisée pour les buveurs et les baigneurs qui fréquentent Vichy.

Elle donne lieu à la fabrication des sels de Vichy et est utilisée à l'exportation.

4° *Source de Saint-Jorre*

Saint-Jorre est situé à 8 kilomètres de Vichy. De temps immémorial, des suintements d'eau minérale apparaissaient dans la plaine dite des Boulets. M. Larbaud, pharmacien à Vichy, en 1854, demanda la permission d'exploiter cette eau au point de vue médical. L'analyse ayant démontré que cette eau avait la plus grande analogie avec celle de Vichy, il obtint l'autorisation demandée. Cette eau fut captée, à cet effet, afin de la garantir de toutes les infiltrations d'eau étrangère, et afin que l'eau fût administrée aux malades dans toute sa pureté.

Le forage n'a que sept mètres de profondeur, sur une roche calcaire.

Un second puits, fournissant la même eau minérale, vient lui ajouter son eau; ils produisent ensemble 9,600 litres par 24 heures.

Cette eau minérale, qui coule dans des vasques de pierre de taille, marque 10°5.

Elle est limpide, claire, très-gazeuse et dépose un sédiment rouge ocrasé.

Les buveurs ne s'y rendent pas: c'est trop loin de Vichy.

Mais cette eau est exportée en assez grande quantité.

L'analyse y montre :

Acide carbonique libre	1.485
Bicarbonate de soude....................	4.820
— protoxyde de fer et manganèse	0.010
Sulfate de soude........................	0.042
Arseniate alcalin	sensible

Cette eau est la plus froide des eaux du bassin de Vichy et conséquemment la moins altérable.

5° *Source d'Hauterive*

C'est une charmante promenade, que celle que l'on fait sur le chemin d'Hauterive, quittant et reprenant les bords de l'Allier, au milieu des prés, des taillis et de quelques hameaux, jusqu'au village.

On arrive aux sources Brosson-d'Hauterive par une longue et belle allée. Un vaste jardin renferme plusieurs corps de bâtiment.

Claude Mareschal a nommé les sources d'Hauterive.

Les habitants du village, de temps immémorial, employaient en boisson les sources de deux petites fontaines qui s'écoulaient lentement au niveau du sol.

MM. Brosson ordonnèrent les travaux de sondage qui firent jaillir la source principale.

Elle fournit 30,000 litres d'eau minérale en 24 heures, à une température de 15d.

Les eaux d'Hauterive ne sont pas employées pour les buveurs qui vont à Vichy, ni pour les bains. Elles servent à l'exportation. Le chiffre de l'expédition est considérable.

Le puits a exigé un forage à 50 mètres de profondeur.

L'eau se maintient toujours à six centimètres au-dessus de la margelle du puits, où elle bouillonne avec bruit et par intermittence, élévant la colonne d'eau à 10 centimètres au-dessus de son bord libre.

Elle est limpide, claire, d'une odeur sulfureuse, d'une saveur alcaline.

Les eaux de l'Allier ont submergé cette source en 1866.

L'analyse y démontre :

Bicarbonate de soude....	4.687
— de protoxyde de fer......	0.017
Arseniate de soude	0 002
Sulfate de soude......................	0.291
Acide carbonique,...................	2.183

La richesse de minéralisation de cette source, le peu de perte qu'elle subit par le transport, doivent la faire préférer aux autres sources, lorsque l'on est obligé de faire usage des eaux de Vichy loin de cette ville.

CHAPITRE V

SOMMAIRE. — Notions générales sur le régime. — Heures des repas à Vichy. — Choix des aliments aux deux repas. — Hygiene à Vichy. — Conseils généraux aux buveurs. — Conseils généraux aux baigneurs. — Danger de se traiter soi-même. — Traitement de la dyspepsie, M. N. — De la jaunisse, M. T. — De l'entéralgie, M. P. — De l'engorgement de la matrice, Mme J. — De la chlorose, Mlle C. — De la colique néphrétique et de la gravelle, M. A. — De la goutte, M. M. — Du diabète, M L. — De l'albuminurie, M. F. — De la cachexie paludéenne et de l'hypertrophie de la rate, M. V.

I

Notions générales sur le régime

Le but du régime est, d'une manière générale, de se nourrir suffisamment pour prévenir la maladie, se maintenir dans un état de santé satisfaisant et prolonger agréablement la vie jusqu'à l'extrême vieillesse.

Le régime a pour base l'*aliment*, qui, pour être bon, doit fournir au sang tous les éléments de réparation dont il a besoin pour entretenir les forces, réparer les pertes et maintenir une chaleur uniforme et constante.

Le régime se préoccupe de connaître les qualités nutritives et digestibles des divers aliments et de les proportionner aux forces et aux aptitudes de l'estomac et des intestins.

La nourriture est la matière première de la nutrition; les organes digestifs la transforment, pour en retirer les principes nourriciers ; nos organes se les incorporent. Toutefois, les mêmes aliments n'agissent pas sur tout le monde de la même façon, parce que l'organisme change avec les individus.

La nourriture végétale ou animale n'a pas toujours la même composition ; il se passe aussi dans nos tissus des impressions qui ne se ressemblent pas. Toutes les substances ne sont pas nutritives au même degré, comme aussi elles ne sont pas toutes digestibles au même degré.

Il y a des parties dans la nourriture qui ne se transforment pas dans notre appareil digestif, et qui sortent comme elles sont entrées.

Il y a des substances qui passent en nature dans le sang et dans nos tissus ; l'alcool, par exemple.

Il y a des substances qui sont absorbées en partie et en partie rejetées.

Les parties absorbées forment la série des aliments dits réparateurs ou azotés, la série des aliments combustibles, celle des sels minéraux, et enfin celle des substances qui fournissent l'eau si nécessaire pour maintenir le sang dans l'état de fluidité indispensable à sa circulation. Notre corps en contient 90 pour 100.

Les aliments réparateurs sont la viande, le poisson, le lait, les œufs, le gluten du pain, la légumine et l'albumine végétale, etc., etc.

Ces aliments se digèrent dans l'estomac par l'influence du suc gastrique.

Les aliments combustibles sont ceux qui, une fois absorbés, sont brûlés par l'oxigène du sang. Tels que le beurre, les huiles, les graisses, les fécules ; ils se tournent en graisse, puis en sucre et en dernier lieu en alcool. Ces aliments sont divisés en parties excessivement ténues, c'est-à-dire émulsionnés par la diastase de la salive, de la bile, du suc pancréatique et du suc intestinal.

C'est parce qu'il peut se former en nous du sucre, ou glycose, en trop grande quantité sans être métamorphosé en alcool, que les reins deviennent le siége d'une abondante sécrétion anormale et que le *diabète* existe.

Ces aliments fournissent et entretiennent la chaleur du corps.

L'analyse chimique nous apprend que le corps renferme, en dehors de l'oxygène, de l'hydrogène, du carbone et de l'azote; 250 composés divers de sels minéraux, comme le fer, la soude, le sel marin, le phosphore, des sulfates, des carbonates, etc., etc.

Les *boissons* ne sont autre chose que des aliments liquides.

Heures des repas à Vichy. — Les habitudes dans les hôtels, maisons meublées, maisons particulières, sont consacrées depuis longtemps. On déjeune partout à dix heures du matin, on dîne à cinq heures du soir.

Voici la liste des aliments dont nous conseillons l'usage habituel :

Au déjeuner de dix heures :

Œufs à la coque, œufs brouillés au jus ou sur le plat ; rôtis ou grillés : côtelettes, poulet, beeffteak, menu gibier

Poissons : truites, éperlans, merlans, limandes, sole.

Légumes : pommes de terre en purée, haricots verts, riz au gras, asperges, artichauts, carottes nouvelles, laitue, chicorée cuite et épinards.

Fruits : cerises, abricots, poires fondantes, raisins, figues, pruneaux bien cuits.

Crême fouettée, fromage blanc, crêmes, compotes, marmelades, gelées.

Le régime du diabétique est différent, car il doit éviter toutes les fécules et tous les fruits sucrés.

La cuisine doit être très-peu épicée, au beurre très-frais et à l'huile première qualité.

Au dîner de cinq heures :

Potage gras au tapioka, au pain, au vermicelle, au salep; potage maigre à la purée de pommes de terre, à la purée de carotte.

Poissons : turbot, saumon ou truite saumonnée.

Bœuf braisé, gigot braisé, blanquette de veau, de volaille.

Roastbeek, gigot, poularde, chapon, dinde, quelquefois lapin de garenne ou gibier rôti, quelquefois canard.

Absolument les mêmes légumes et les mêmes fruits qu'au premier déjeuner.

Pour boisson : le vin de Bordeaux avant tout. Le vin de Bourgogne et les vins des autres pays doivent être coupés de l'eau minérale de Vichy, et il est préférable de choisir une source froide, comme Saint-Jorre et Hauterive ou les Célestins.

Nous n'excluons pas un peu de café, de thé ou de liqueur, immédiatement après le repas ; toutefois, il faut prendre l'avis de son médecin.

II

Hygiène à Vichy

L'hygiène a pour but, comme le régime, de conserver la santé et de prévenir les maladies.

La première règle d'une bonne hygiène, c'est la régularité des repas. Nous venons de voir que les malades à Vichy sont forcés de se conformer aux habitudes établies, dix heures et cinq heures.

La seconde consiste à ne pas trop manger. C'est la tempérance, c'est-à-dire la modération dans le manger et dans le boire, soit dans la quantité, soit dans la manière de manger. Si on mange trop vite, on ne suit pas plus les règles de la tempérance que si on mangeait trop.

La troisième s'applique à la pureté de l'air ; il faut respirer un air pur. Vichy a été, de tout temps, réputé pour la salubrité de son climat et ne laisse rien à désirer.

La quatrième a rapport à l'habitation, qui doit être saine, non humide, composée de pièces assez grandes et exposées au midi, autant que possible.

La cinquième exige qu'on recherche les rayons bienfaisants du soleil; sans eux, le sang s'appauvrit.

La cause la plus commune et la plus fréquente des maladies est le froid. Notre constitution et notre être ont besoin de chaleur. Si l'excès de la chaleur nous importune quelquefois, par contre son défaut nous prive d'un élément nécessaire à notre organisation.

6° Il faut fuir l'humidité. Elle nous occasionne toutes les maladies par refroidissement, arrête la transpiration, qui doit être incessante, et détermine tout une classe d'inflammations.

7° Il faut approprier les vêtements à la saison ; toutefois, ils doivent être plutôt trop chauds que légers.

8° L'exercice, de tout temps, a été envisagé comme indispensable. Il faut satisfaire ce besoin de locomotion : tous les organes et toutes les fonctions l'indiquent comme une nécessité absolue. Les personnes qui ne peuvent pas prendre un exercice suffisant feront bien de se livrer à la gymnastique, qui entretient et développe la force et l'élasticité de nos muscles.

Je conseille la gymnastique à presque tous les baigneurs qui vont à Vichy.

L'équitation se fait, à Vichy, à dos d'âne et d'une façon très-amusante.

La pêche est un but d'exercice, quand on poursuit le poisson le long de l'Allier, sans stationner à la même place.

Enfin ceux qui ne marchent pas ou marchent difficilement ont à visiter les environs de Vichy en voiture.

L'inaction engendre beaucoup de maladies.

9° Le sommeil doit être paisible ; de huit heures à neuf heures, pour les uns, et de sept heures pour les autres.

A Vichy, on se couche de bonne heure et on se lève tôt, ce qui est une très-salutaire pratique.

10° Je ne parle pas des soins de propreté, aujourd'hui que l'éducation et le progrès en font un devoir.

A Vichy, les vêtements doivent être chauds, parce que la proximité de l'Allier amène toujours un peu d'humidité dans l'air.

III

Conseils généraux aux buveurs

On va boire avant le déjeuner de dix heures.

On retourne aux sources de une heure à quatre heures de l'après-midi.

Il faut boire souvent et peu à la fois. *Les petites doses sont celles qui réussissent le mieux.*

On boit de un à trois verres le matin et autant le soir. Chaque verre est de 200 grammes.

En commençant le traitement, on boit le moins possible. Le maximum est au milieu du traitement, et le minimum en le terminant.

Si l'on doit arriver à trois verres le matin et trois verres le soir, on commence par un verre le matin et un verre le soir, puis on augmente rapidement, et ensuite, dans la dernière semaine, on diminue progressivement.

Pendant l'intervalle des prises, il ne faut pas rester assis, mais marcher et se promener, sans se fatiguer cependant.

L'eau doit être prise d'un seul trait.

On prend la dose ordonnée toujours par fraction.

Par exemple, la dose étant d'un verre le matin et d'un verre le soir, on la divise par quart de verre.

On met 20 minutes d'intervalle entre chaque prise.

Si la dose est de deux verres le matin et deux verres le soir, on divise chaque verre par la moitié, en mettant toujours entre chaque prise 20 minutes.

Si la dose à prendre est de trois verres le matin et trois verres le soir, on la prend ou par un demi-verre, ou par trois-quarts de verre, quelquefois le verre entier.

On recommande de boire chaque fraction de verre à 20 minutes d'intervalle l'une de l'autre, parce que l'estomac doit avoir absorbé et digéré une dose avant de prendre la suivante.

En avalant d'un trait le verre ou la fraction de verre, on est sûr de ne laisser perdre à l'eau ni son gaz ni sa chaleur.

Dans le cas d'empêchement d'aller à la source, on peut envoyer chercher l'eau dans un verre, sans qu'elle perde de son efficacité; il y a une manière de renverser le verre sur une assiette que tout le monde pratique journellement à Vichy.

On dit que l'eau de Vichy *n'est pas lourde*, qu'elle n'est pas difficile à passer, si on ne la sent pas.

Les eaux de Vichy ne sont pas immédiatement diurétiques ; cette action est quelquefois lente.

Les eaux de Vichy ne sont pas purgatives. Si les eaux de la Grande-Grille et rarement celles de l'Hôpital sont, au début, suivies d'un effet purgatif ou laxatif, c'est une raison pour les suspendre un ou deux jours, afin de permettre aux entrailles de les supporter sans diarrhée.

L'action des eaux de Vichy est lente. Autrefois, on restait deux mois à Vichy pour faire une saison. A l'hôpital militaire, le règlement veut que les malades y séjournent trente-huit jours. Souvent on ne s'aperçoit de l'effet des eaux que lorsqu'on est rentré dans sa famille.

Les femmes doivent suspendre le traitement pendant leurs périodes et s'abstenir du bain seulement, mais non de la boisson.

Il ne faut manger qu'une heure après avoir cessé de boire et ne recommencer d'aller aux sources l'après-midi, que deux ou trois heures après la fin du déjeuner.

Les personnes qui n'ont pas besoin des eaux de Vichy ne doivent pas en faire usage.

Il n'est pas rare de voir la constipation comme conséquence du traitement de Vichy ; on la combat par les moyens laxatifs ordinaires ou la douche ascendante.

IV

Conseils généraux aux baigneurs de Vichy

Le meilleur moment de prendre un bain, c'est le matin à jeun. Tout le monde ne peut malheureusement pas être servi de six heures à neuf heures du matin. Cependant, ce sont les meilleures heures.

Si on ne peut avoir qu'une des séries qui correspondent à trois, quatre ou cinq heures du matin, il est nécessaire de se bien couvrir.

On quitte son lit chaudement; il faut donc se vêtir chaudement. Il faut prendre des vêtements d'hiver et ne les quitter que vers le déjeuner, s'il fait chaud.

On a le soin de se recoucher une heure ou deux après le bain pris de si grand matin.

Si on est obligé de prendre le bain dans la série du soir, on se fait inscrire pour remplacer, s'il y a lieu, ceux qui laissent une place vide dans les séries de six heures à dix heures.

Toutefois, certains malades, très-sérieux, feront mieux de choisir l'après-midi. Ce sont ceux qui sont très-faibles et qui doivent éviter la fraîcheur et l'humidité du matin.

L'usage de la chaise à porteur, qui vient prendre les malades dans leur chambre, les porter dans leur bain et les reconduire chez eux, ne saurait trop être recommandé.

Si le corps est en sueur, il faut attendre qu'elle soit passée pour entrer dans le bain.

On peut prendre ses repas presque immédiatement après la sortie d'un bain.

La température du bain est fixée par le médecin consultant.

Le degré de minéralisation est également déterminé par lui, ainsi que sa durée.

On n'entre pas au bain tout d'un coup : on y entre peu à peu, mais on en sort brusquement.

Il ne faut pas dormir dans le bain et la lecture doit y être modérée.

On peut boire de l'eau minérale des sources pendant le bain.

On ne mange pas pendant le bain.

En sortant du bain, il faut se couvrir de linge chaud et se faire frictionner avec un gant de crin ou une grosse flanelle.

Après la sortie du bain, on doit marcher et, si on le peut, faire une promenade.

C'est le médecin qui apprécie le nombre de

bains qu'il faut prendre et la durée de la saison.

V

Danger de se traiter soi-même.— Observations à ce sujet.

Les malades nouvellement arrivés à Vichy sont généralement déjà instruits sur la nature de leur maladie et les effets qu'ils doivent attendre des Eaux. Il leur reste encore à faire ce qu'il y a de plus important : leur cure thermale.

Nous allons les accompagner près d'un médecin consultant, car s'ils veulent y réfléchir quelque peu, ils comprendront aisément le danger de se traiter soi-même. Ce n'est pas qu'ils ignorent les particularités des eaux, soit au point de vue général, soit au point de vue spécial, et ils ont lu, en dehors de ce que nous leur avons appris, les divers traités qui ont été écrits sur Vichy; néanmoins, ils préféreront suivre la voie du bon sens et de la prudence et prendre les avis d'un médecin auquel le séjour de Vichy aura donné des connaissances spéciales et une expérience acquise par une pratique diverse et multipliée.

Il serait peut-être malséant, à nous, médecin, d'insister trop sur ce point, si nous n'avions pour excuse le grand nombre de malades qui se passent de direction et le mal qu'ils se font en voulant se faire du bien. Nous accomplissons un devoir en rappelant aux baigneurs et aux buveurs d'eaux qu'ils ne doivent user de la liberté qui leur est accordée que dans un petit nombre de cas. Certes, et nous l'avons déjà dit, il faut laisser au malade sa liberté, c'est-à-dire sa part de responsabilité dans le traitement qu'il suit ; les lui ôter, ce serait lui donner le droit de décrier le traitement qui ne réussit pas et concevoir une vive répulsion pour celui qui le lui aurait en quelque sorte imposé. Ainsi l'obligation d'avoir une ordonnance de médecin pour prendre même un seul bain minéral pourrait tourner contre le médecin et porter atteinte à sa réputation.

Au contraire, en allant chercher une prescription de son plein gré, le malade honore le médecin auquel il accorde sa confiance, et il se donne la satisfaction d'avoir recherché et d'être en partie l'auteur du traitement qu'il va suivre. Il fait ainsi usage dans une sage mesure de sa liberté et de sa responsabilité.

Que les médecins des Eaux se réunissent donc, pour ne pas laisser ignorer le mal que les malades peuvent se faire involontairement, en ne suivant que leur propre direction.

Nous ne pouvons blâmer ceux qui, pour mieux comprendre ce qu'ils ont à faire, lisent les traités spéciaux et les méditent.

Chose étrange ! ceux-ci ne se croient jamais assez instruits, et s'ils ont un tort, c'est de vouloir trop approfondir les causes et les effets de leur maladie, au lieu de s'en tenir simplement aux bons effets du traitement. Il faut des bornes en toute chose, pour rester dans le vrai.

On verra, le plus souvent, les malades qui ignorent les premières notions de la pathologie et de l'hydrologie se traiter eux-mêmes. Ils n'ont pour règle que des renseignements les plus vagues. Ainsi, diront-ils, l'eau de la Grande-Grille guérit les affections du foie; l'eau de l'Hôpital, les maladies d'estomac;

l'eau des Célestins, les affections des voies urinaires. Celle-ci ou celle-là se trouvent applicables dans mon cas, et les voilà se dirigeant vers telle ou telle source, sans tenir compte de leur tempérament, de leur digestibilité thermale, de l'état de leurs forces, de leur circulation, des qualités chimiques de leur urine, etc , etc.

VI

Consultation, traitement et prescription du médecin de Vichy

1o *Contre la dyspepsie de M. N.*

Le docteur lit attentivement la lettre que M. N. lui apporte de la part de son médecin ordinaire ; puis il interroge M. N. Il ne se contente pas de cet interrogatoire, il a besoin de faire un examen plus complet.

Il avertit donc son nouveau client qu'il ira le voir le lendemain de très-bonne heure à son hôtel, afin que le traitement puisse être commencé tout de suite.

Fidèle à sa promesse, le docteur vient examiner M. N., pour contrôler les signes de sa maladie, et prononcer à son tour son jugement. C'est pour cela qu'il passe en revue tous les organes, en même temps qu'il porte son attention sur la constitution, l'état de ses forces, enfin sur l'organisation tout entière de M. N.

Une purgation est jugée nécessaire tout d'abord.

Le traitement thermal se composera de deux verres de l'Hôpital par jour, un le matin et un le soir, ainsi que d'un bain tous les jours, à la température de 34° et demi minéralisé.

M. N. suit, à partir de ce jour, le traitement prescrit, et comme aucun accident ne surgit, il part après le 21e jour, ce laps de temps étant reconnu suffisant par le médecin pour l'efficacité du traitement.

2° Contre l'ictère ou jaunisse de M. T.

M. T. n'a pas voulu de lettre de son médecin ordinaire pour un de ses confrères de Vichy. Il préfère lui exposer lui-même les causes de sa maladie, qu'il attribue à une série d'indigestions successives.

M. T. ne se trompe pas. En effet, ce sont bien les indigestions qui sont la cause de sa jaunisse ; mais il croit que ces indigestions se produisent sans écarts de régime. Or, il lui faut son litre de vin par jour, son café, son pousse-café et un petit verre de liqueur.

Son nouveau docteur voit, en effet, en cela toute la cause de la maladie ; mais bien persuadé qu'il n'obtiendra rien d'abord, d'une habitude aussi invétérée, il ne l'avertit pas de ses intentions pour l'avenir et se contente de lui prescrire la modification à apporter dans son régime pour faire une bonne saison à Vichy.

— Vous ne prendrez, dit le médecin à son client, qu'un quart de litre de vin par jour, coupé avec de l'eau de Vichy ; un peu de café après votre déjeuner, mais pas après le dîner, et vous supprimerez le petit verre et la fine-champagne.

Nous verrons plus tard ce que vous devez faire à ce sujet ; mais, à Vichy, ce régime vous est indispensable.

La quantité de nourriture doit aussi diminuer, car vous ne devez pas manger autant qu'un homme qui jouit d'une bonne santé et comme autrefois, lorsque vous étiez sans maladie. Il faut vous souvenir que votre foie est très-susceptible et qu'il y a chez vous un certain trouble dans le sécrétion de la bile.

Cela posé, voici votre prescription :

Trois verres d'eau de la Grande-Grille matin et soir.

On n'arrive à cette dose que progressivement.

Un bain tous les jours, à 35° trois quarts minéralisé, et d'une heure.

La saison durera trente-deux jours environ.

M. T., après quinze jours, vient retrouver son docteur et lui demande de changer sa source, dans l'idée que celle de l'Hôpital lui serait plus favorable.

Le docteur, après examen, trouve l'état de monsieur T. amélioré. Il ne peut donc souscrire à ce désir, et il ne trouve qu'une indication à remplir : celle d'obtenir des gardes-robes plus fréquentes. Il ordonne la magnésie anglaise, une cuillerée à dessert dans le potage du soir.

M. T. retourne voir le médecin à la fin de la saison, et comme son amélioration est des plus notables, tout annonce que le traitement hydro-minéral de Vichy produit la guérison, qui se complètera, sinon après son départ, du moins après une autre saison à Vichy.

3° Contre l'entéralgie ou colique nerveuse de M. P.

M. P. a choisi pour docteur, à Vichy, le parent d'un de ses amis, qu'il a connu autrefois.

Bien que notre confrère de Vichy ne l'ait jamais traité, il connaît son tempérament et sa maladie.

Aussi M. P. est-il bientôt compris, lorsqu'il expose ses symptômes et qu'il rend compte des soins qu'il a déjà reçus de son médecin.

Le médecin des Eaux ne s'en tient pas à un examen superficiel : il fait l'examen de tous les organes de l'abdomen et reconnaît que l'entéralgie se complique d'une affection qui semble avoir passé inaperçue : c'est *une spermatorrhée* ou *pertes séminales*.

M. P. est très-nerveux et très-maigre.

Dans son ordonnance, le docteur prescrit un traitement hydrothérapique.

Vichy possède, à l'établissement thermal, tous les moyens d'appliquer l'hydrothérapie.

Vichy a aussi un autre établissement d'hydrothérapie : c'est celui qui est dirigé par M. le docteur Jardet.

Avec le traitement hydrothérapique, il ajoute :

Un verre d'eau de la source Lardy, matin et soir.

Un bain tous les deux jours, de trois quarts d'heure, au quart minéralisé et à 30°. Une douche ascendante minérale après le bain.

La saison durera trente jours.

Cette prescription a pu être suivie sans entraves, et comme cette maladie est fort enracinée, M. P. sait qu'il faut plusieurs années d'application pour en ressentir tous les bons effets.

4° — *Contre l'engorgement de matrice de Mme J.*

Mme J. a de son docteur une lettre pour un confrère de Vichy, qui a signalé dans ses écrits les bons effets de la médication hydro-minérale dans certains cas de maladie d'ovaire et de matrice.

L'examen le plus attentif est pratiqué pour bien définir la lésion qui se révèle à la matrice, ainsi qu'à l'ovaire droit. Il ne peut y avoir de doute sur la nature de l'affection. Les antécédents suffisent pour savoir quel est le degré dans lequel Vichy convient et la direction à imprimer au traitement.

Le médecin thermal ordonne une douche rectale tous les jours.

Un bain de piscine aux bains de l'Hôpital, de vingt minutes, et enfin un verre d'eau de l'Hôpital le matin et un verre de Mesdames le soir. La durée du traitement est fixée à vingt-huit jours.

Vers le milieu de la deuxième semaine, rien

de nouveau ne semblant venir contre-indiquer le traitement, le docteur ajoute seulement à sa prescription un demi-verre de l'Hôpital le matin et un demi-verre de Mesdames le soir, en prolongeant un peu plus la durée du bain de piscine. Il ajoute enfin, au sortir de la piscine, une douche presque froide, minérale, sur la région lombaire.

Ce traitement a été suffisant pour mettre Mme J. dans les meilleures conditions ; il permet d'entrevoir la guérison.

Ainsi Mme J., qui ne pouvait marcher sans souffrir beaucoup, se promène maintenant sans fatigue et ses digestions, de lentes qu'elles étaient, sont devenues faciles.

L'amélioration, ainsi confirmée, Mme J. n'a pas eu à regretter d'avoir choisi Vichy plutôt que toute autre station minérale.

Incident. — Pendant la durée du traitement, Mme J. fut prise d'un violent mal de tête, qu'elle avait déjà eu l'année précédente. Ce mal de tête avait résisté à tous les moyens employés.

Le docteur de Vichy voulut soumettre Mme J. aux inhalations d'acide carbonique, ainsi qu'à des douches sur le front et sur la tête avec ce gaz, se proposant d'employer les bains d'acide carbonique, s'il y avait lieu.

Le docteur avait vu d'heureux résultats de ce moyen dans les névralgies et les affections nerveuses rebelles, ainsi que dans les maux de gorge.

A Vichy, deux salles sont consacrées au traitement par l'acide carbonique.

Pour les aspirations, on se sert de tubes en caoutchouc, qui, au moyen d'un robinet, s'ouvrent et se ferment à la volonté du malade.

On porte ce tube plus ou moins en avant dans la gorge, si l'on veut aspirer le gaz. Si l'on veut se doucher une partie du corps, on le promène sur cette partie plus ou moins longtemps. La durée des inhalations varie de dix à douze minutes.

Pour les bains, on se place dans une baignoire ordinaire, on se recouvre d'une épaisse couverture de laine et l'on ouvre au-dessous, en contact avec le corps, plusieurs tubes qui déversent le gaz acide carbonique. On y reste de cinq à vingt minutes.

Ces moyens, employés pendant cinq jours par Mme J., lui réussirent : elle fut débarrassée de ces maux de tête insupportables.

5° *Contre la chlorose de Mlle C.*

Mlle C. souffrait de l'estomac au point de ne

pouvoir plus manger. La conséquence était un état chlorotique des plus manifestes, et après avoir essayé en vain tous les moyens ordinaires de la thérapeutique, le médecin l'avait dirigée vers Vichy.

L'affection chlorotique était-elle la cause de ce dérangement d'estomac, ou bien celui-ci occasionnait-il les pâles couleurs ?

L'eau minérale de Vichy avait nécessairement apparu au médecin de famille très-appropriée à ce genre particulier de maladie complexe, à cause de la richesse de ses principes alcalins, agissant sur l'état de l'estomac, de ses éléments ferrugineux, agissant sur le sang, et de son arsenic, agissant sur le système nerveux, par ses propriétés altérantes.

Que de jeunes filles sont dans cette position !

Mlle C. fit choix d'un médecin. Celui-ci, ayant pris une exacte connaissance de toute la maladie, ordonna :

Un verre de l'Hôpital le matin ;

Un verre du Puits-Lardy le soir ;

Un bain de Lardy tous les jours, à minéralisation moyenne.

Ce traitement a été dérangé plusieurs fois par des toux sérieuses et fréquentes.

Aussi le traitement a-t-il été intermittent. Dès que la toux survenait, l'on suspendait l'Hôpital et Lardy, pour donner le Puits-Chomel avec du sirop diacode en petite quantité, et cela réussissait au bout de deux ou trois jours.

L'on recommençait alors le traitement prescrit en premier lieu.

L'appétit était revenu, la digestion était plus facile et les forces étaient plus grandes.

Si Mlle C. n'avait pas dû interrompre son traitement, tantôt pour la toux, tantôt pour d'autres raisons, les résultats déjà favorables l'auraient été bien plus encore.

L'impression thermale a été, en somme, très-bonne, et nous avons engagé Mlle C. à revenir à Vichy. La durée du traitement été de dix-huit jours, sur les vingt-six passés aux eaux thermales.

6° *Contre la colique népréhétique de M. M.*

M. M. n'a pas besoin de lettre de recommandation auprès d'un docteur à Vichy. Il y connaît parmi les praticiens exerçants un de ses anciens camarades de classe. Son arrivée est fêtée comme celle d'un vieil ami. Il trouve, en même temps que l'hospitalité, les soins d'un ancien et bon camarade.

M. M., nous le savons déjà, a eu de forts accès de coliques néphrétiques; il cherche, sinon à les empêcher tout à fait, du moins à les retarder et surtout à éviter, si c'est possible, d'être un jour atteint de la *pierre*.

Son ami lui signale les avantages de l'eau de Vichy et le félicite sur sa bonne détermination.

— L'eau de Vichy, lui dit-il, est essentiellement alcaline et possède avec ce principe la propriété de diluer l'acide urique et de l'entraîner du sang dans les urines. Ainsi, le principe de la maladie, quittant le sang, va se filtrer à travers les reins, gagne le bassinet, l'urétère, la vessie, l'urètre, et est expulsé. Dans l'urine, cet acide urique se combine avec le soude, forme des urates qui sont beaucoup plus solubles que l'acide urique et c'en est fait de ce poison; car l'acide urique agit sur le sang comme un véritable poison.

L'eau des Célestins, étant la plus riche en bicarbonate de soude, convient mieux que les autres sources, à défaut d'autres indications.

Il peut se faire que la gravelle ne soit pas composée d'acide urique, comme cela se trouve souvent; alors ce sera du phosphate de chaux ou ammoniaco-magnésien. Dans ce cas, l'eau de Vichy agira tout de même, mais par un autre mécanisme. L'action sera moins chimique que physiologique. Elle stimulera les reins et les conduits, fortifiera l'action nerveuse vers cet appareil, et les calculs sortiront chariés par l'abondance de l'urine, toujours vers la fin de la cure plutôt qu'au commencement.

Votre voyage à Vichy, mon bon ami, est, dans

tous les cas, fort heureux ; car vous éviterez la conséquence d'une gravelle trop forte, je veux parler des calculs. Ces petits graviers, sous forme d'acide urique ou de phosphate de chaux, deviennent quelquefois le centre d'agglomérations de cette nature et forment des petites pierres trop grosses pour pouvoir s'écouler. La vessie les garde et leur grosseur finit par causer une maladie grave.

L'eau de Vichy a également dans la pierre une action incontestable ; car, si elle agit sur les éléments, pourquoi n'agiterait-elle pas sur la masse ? Je loue donc fort votre prévoyance, mais à la condition de faire usage des eaux avec circonspection.

Je m'explique : un accès de colique néphrétique, un état aigu des reins, de la vessie, des urétères surviennent tout à coup : faudra-t-il se contenter de faire, sans règle, une saison à Vichy ? Ce n'est pas ainsi que l'efficacité et la puissance de ces thermes doivent ê re éprouvées. Vous êtes sûr, dans ces dernières conditions, d'augmenter votre inflammation, de vous donner les douleurs aiguës les plus atroces et d'ajouter une inflammation à une autre inflammation d'un nouveau genre, que nous pouvons appeler l'inflammation thermale. L'eau de Vichy, pour être donnée dans de bonnes conditions, doit être administrée quand l'accès de colique néphrétique est passé et lorsque les calculs sont indolents.

Ce n'est que lorsque les maladies des reins, de la vessie, de la prostate ont cessé d'être aiguës, que l'eau de Vichy est bien applicable.

L'état chronique, voilà la première règle de

l'administration de ces eaux, pour ces cas de maladie.

Ce n'est pas tout : il arrive même que, dans l'état chronique, la première impression de l'eau dé Vichy est une impression d'excitabilité, d'éréthisme, d'irritation. Mais ces états sont passagers ; reposez-vous deux ou trois jours et la tolérance s'établit.

Toutes ces particularités ont besoin d'être bien connues par les malades comme vous, afin de ne pas commettre de méprise.

La conséquence de ce que je dis, c'est que si on peut établir, comme suffisant, dans un grand nombre de cas, une cure de vingt-un jours pour le traitement à Vichy, il en est où il faut le doubler et n'obéir qu'à une sorte de tâtonnement entre l'action et le repos dans le traitement.

Rien n'est plus propre à étudier l'action du bicarbonate de soude dans les inflammations, que ce qui se passe lorsqu'on l'applique dans le traitement des angines aiguës; l'angine couenneuse en offre un exemple : l'expérience nous apprend que si, dans ce cas, ce moyen thérapeutique peut faire des merveilles pour la dissolution des fausses membranes, il faut s'en défier, à cause de l'inflammation spéciale, alcaline, si vous voulez que je lui donne un nom, qui persiste bien longtemps après que la maladie est guérie.

Ces notions bien établies et le traitement de Vichy bien compris, les eaux thermales de cette station guérissent le plus souvent ou paralysent le mauvais effet du catarrhe de la vessie, de l'inflammation de la prostate et des calculs urinaires.

Cela dit, voici votre prescription :

Un verre d'eau de Vichy des Célestins le matin et autant le soir.

Un bain tous les jours, prolongé de une heure et demie, d'eau minéralisée à 34°.

Dès que les douleurs auront cessé autour de la ceinture, quelques douches minérales.

Après huit jours de ce traitement, M. M. vint retrouver son ami, se sentant très-soulagé des reins et un peu de l'estomac.

Le médecin ajouta ainsi à sa première ordonnance :

Deux verres de la même source matin et soir.

Un bain d'une heure, minéralisé et de 34°, et une douche après le bain.

Ce traitement fut bien supporté et aucun incident ne vint l'interrompre.

A son départ, le docteur fit prendre une caisse de 50 bouteilles de la source des Célestins, afin de continuer le traitement.

M. M. était resté vingt-cinq jours à Vichy.

7° Contre l'affection goutteuse de M. A.

En arrivant à Vichy, M. A. n'a pas été heureux, car il s'est refroidi, et à la suite d'un accès de fièvre violente, la toux est survenue, une douleur de côté, des crachats, mal à la gorge, de sorte qu'il a fait demander le médecin le plus rapproché.

Le médecin examine M. A., qui lui déclare être goutteux depuis longtemps, mais avoir éprouvé un refroidissement en chemin de fer et être très-gêné pour respirer.

L'auscultation révèle des râles à la base du poumon et les caractères sibilants ne laissant pas de doute sur l'existence d'une bronchite aiguë.

M. A. vient à Vichy pour traiter sa goutte, mais en ce moment il n'y a pas moyen d'y songer avant d'avoir guéri cette maladie intercurrente.

Nous laisserons les soins médicaux qui ont été donnés à M. A. et qui ont pris quinze jours.

Nous saisissons cet incident pour exprimer un vœu, qui nous paraît facile à réaliser dans l'établissement thermal, qu'on doit chercher à rendre le plus complet du monde.

L'inflammation de M. A. n'a pas été sérieuse, mais elle aurait pu facilement devenir chronique : les maladies qui s'ajoutent aux affections diathésiques sont très-susceptibles de prendre cette forme. Ici, nous aurions eu un cas de catarrhe bronchique goutteux. Cette affection n'est pas la seule qui puisse survenir avec un cachet spécial.

Le catarrhe du diabétique est dans ce genre.

Le catarrhe albuminurique également.

Ces trois catarrhes sont d'une nature particulière ; ils empruntent au genre de la maladie leur caractère.

En dehors de ces trois espèces, nous pourrions ajouter une espèce catarrhale, qui se développe souvent dans les affections du foie : c'est le catarrhe bilieux. Cette espèce a autant de raison d'être que la pneumonie bilieuse et la pleurésie bilieuse. Voilà donc quatre sortes d'affections bronchiques et pulmonaires que leur nature spéciale amène sur le terrain du traitement de Vichy.

Or, comment traiter par les eaux minérales

une affection des bronches et de poitrine, sinon par les inhalations, le humage, les aspirations, la pulvérisation des eaux thermales?

Il n'existe actuellement à Vichy rien de spécial, alors qu'il serait si facile d'y créer ce traitement.

Nous saisissons cette occasion pour demander la création d'une salle d'inhalation et de pulvérisation.

L'honorable M. Callou, s'il réalise nos vœux, et nous ne doutons pas de sa bonne volonté, comblera une lacune bien souvent regrettable.

Ces deux salles manquent au grand établissement, pour les catarrheux qui ont l'habitude de fréquenter Vichy, dans les cas de goutte, de diabète, d'albuminurie et d'affection chronique du foie.

M.A., guéri à moitié de sa bronchite aiguë, n'était pas encore en état d'entreprendre le traitement des goutteux. Aussi le médecin eût-il la pensée de remédier aux lacunes de l'établissement thermal par la médication suivante :

Un verre d'eau du Puits-Chomel, coupée de sirop de Tolu.

Deux inhalations artificielles par jour, avec la même eau, en se mettant au-dessus d'une casserolle remplie d'eau de Vichy bouillante au moyen de la flamme d'une lampe à esprit de vin.

L'analogie seule indique que cette méthode doit être efficace dans les affections catarrhales.

Comment les eaux du mont Dore agissent-elles dans les affections pulmonaires?

Ces eaux agissent incontestablement au moyen du bicarbonate de soude et de l'arsenic, qu'elles contiennent comme les eaux de Vichy. La proportion seule de ces principes les différencie.

Comment les eaux d'Ems agissent-elles dans les mêmes maladies ?

Ne sont-elles pas bicarbonatées en notable quantité : l'iodure de sodium et le bromure de sodium ne s'y trouvant qu'à l'état de trace ?

Pourquoi donc les eaux de Vichy n'agiraient-elles pas aussi utilement ?

Cette question ne nous paraît pas avoir été assez étudiée et pratiquée.

Ce traitement improvisé pour M. A. eut le résultat attendu. En huit jours, il était tout à fait débarrassé de sa bronchite.

Une fois guéri de cette maladie intercurrente,

M. A. prit confiance dans son docteur et lui demanda de le diriger dans le traitement qu'il venait faire à Vichy, contre sa goutte invétérée.

— Monsieur A., lui dit alors le docteur, vous voilà tout préparé à bien recevoir l'influence du traitement hydro-minéral.

Or, pour que vous sachiez ce que vous devez attendre et ce que vous ne pouvez pas espérer, voici les principes d'après lesquels je vous dirigerai.

Dans la goutte, il faut voir deux choses : La spécificité de la maladie, qui est la diathèse goutteuse et la lésion physique, l'acide urique.

La diathèse peut naître d'elle-même, comme par le régime ou bien par ses ascendants et par hérédité. Cette diathèse n'est autre chose qu'un mode vital propre spécial, dont les caractères physiques manquent, mais dont l'existence est aussi vraie que celle de la lésion.

Or, la lésion, c'est l'excès d'acide urique que contient le sang. Mettez de l'acide urique en aussi grande quantité que possible dans le sang sans la diathèse, et la goutte n'existe pas : l'un et l'autre sont indispensables pour constituer la maladie.

Or, quel effet produira l'eau de Vichy ?

Elle ne détruira pas la diathèse. Il n'est pas en son pouvoir d'agir sur un mode particulier de la vitalité, mais l'eau de Vichy attaquera et modifiera l'acide urique du sang, en en faisant passer une plus grande quantité à travers les reins pour être éliminée. Elle diminuera ou fera disparaître l'excès de cet acide, qui met le diathésique goutteux sous le coup incessant de l'accès de goutte.

La goutte tonique est donc bien combattue à Vichy.

La goutte atonique s'en trouve aussi bien ; car nous nous trouvons en présence des mêmes causes ; pourquoi les mêmes effets ne se produiraient-ils pas ?

Le traitement, dans ces deux cas, est une affaire de tact et de tempérament.

Ainsi, monsieur A., vous avez eu plusieurs accès de goutte tonique. Il faut vous débarrasser de l'excès d'acide urique qui, caché dans le sang, peut vous le ramener.

Toutefois, la prudence exige de commencer par de faibles doses d'eau de Vichy ; car si on en prenait une dose un peu élevée, on pourrait voir se reproduire l'accès que nous voulons éloigner et éviter.

Voici donc votre prescription :

Un verre d'eau des Célestins, matin et soir.

Augmenter d'un verre matin et soir au bout de huit jours et pour arriver à la dose de trois verres au plus le matin et trois verres le soir.

Un bain sera pris tous les deux jours, moitié minéralisé à 35° et d'une heure ou trois quarts d'heure seulement.

Dans la goutte atonique, la même prudence doit être observée; seulement, la source dont il faut faire usage variera bien davantage, car une nouvelle indication est à remplir : c'est de rendre le traitement tonique. La source Lardy serait celle que je choisirais ou Mesdames, et pas de bains.

Je ne prescrirais pas de douches à percussion ni de bains de piscine, mais de temps en temps quelques bains de vapeur minéraux et des douches de vapeur sur les extrémités inférieures, surtout dans les cas de goutte anomale, lorsqu'il y a répercussion sur l'estomac, la poitrine, le cœur ou la tête.

Ces indications données, M. A. a suivi quatre semaines les prescriptions de son médecin, et s'il n'a pas été guéri, il a été notablement soulagé.

Pour continuer le traitement chez lui, il se fait suivre d'une caisse de 50 bouteilles d'eau des Célestins.

8° *Contre le diabète de M. L.*

M. L., diabétique, est arrivé en même temps que toute notre colonie de malades. Sur l'indication de son docteur ordinaire, il avait déjà pris sa consultation du médecin, auquel il avait été adressé, lorsque, par un caprice si commun dans les malades, il ne voulut plus suivre le traitement qui lui avait été ordonné et se décida à exposer lui-même ses symptômes à un autre médecin.

Le nouveau docteur consulté interroge M. L. avec conscience, prend des notes et écrit tous les symptômes sur un cahier spécial.

La période du diabète n'était pas très-avancée. La poitrine était intacte et l'examen de l'urine faite par un pharmacien de Vichy, très-habile et très-renommé dans cette matière, ne révélait qu'une très-faible quantité de glycose.

En conséquence, le docteur prescrit :

Deux verres d'eau de la Grande-Grille le matin, et le soir un verre des Célestins;

Un bain minéral tous les jours et une douche minérale froide après le bain.

M. L., qui prend grand soin de faire examiner ses urines tous les huit jours, fut heureux de constater le progrès de sa guérison par l'action bienfaisante de cette médication. Jamais ses urines n'avaient été purgées de glycose et il ne s'en trouvait pas de trace en ce moment.

Aussi, suivit-il les conseils de son médecin, qui, à la fin de la première quinzaine du traitement, lui ordonna la source Lardy le matin et les Célestins le soir, pour fortifier les muscles et le sang.

Vingt-cinq jours se passèrent ainsi à Vichy et M. L. s'en retourna chez lui en emportant une caisse d'eau des Célestins.

Si M. L. avait eu un diabète chronique, les résultats obtenus n'auraient pas été aussi éclatants, mais le bien aurait été aussi sensible.

9o *Contre l'albumminerie de M. P.*

M. F. pense que les docteurs qui restent à Vichy toute l'année et qui soignent les habitants de cette ville sont plus expérimentés que les autres ; aussi s'adresse-t-il à un médecin local.

Les symptômes de la maladie sont demandés et exposés.

L'urine est soigneusement gardée et traitée par la chaleur et l'acide nitrique. La quantité d'albumine trouvée n'est pas très-forte.

La maladie est récente et aucun signe sérieux, comme du trouble dans la vue, un commencement d'infiltration ou de l'hydropisie, ne vient compromettre la vie.

Sans l'examen de l'urine et la douleur des reins, il aurait été impossible de s'apercevoir de l'albuminurie.

Voici l'ordonnance prescrite :

Un verre de l'Hôpital le matin et un verre de Mesdames le soir.

Un bain tous les jours, à 34°, moitié minéralisé et d'une heure.

Après trois jours de ce traitement, M. F. a été pris de courbature et forcé de garder la chambre. Il a la *fièvre thermale*. Le repos a suffi pour le remettre de cette fièvre.

En voici les principaux caractères en supposant qu'elle mérite un nom particulier. Après une assez vive excitation, on se sent très-faible, on a froid et chaud par tout le corps, inappétence, insomnie, mal de tête. Cette fièvre thermale s'observe dans toutes les stations d'eau bicarbonatées, sulfureuses ou chlorurées.

Pour enlever cette petite indisposition, 30

grammes de sulfate de magnésie furent ordonnés dans un verre de thé noir.

Dès le lendemain, M. F. pouvait recommencer son traitement.

La source de l'Hôpital n'a pas été continuée et elle a été remplacée par celle des Célestins, la digestibilité des eaux froides de celle-ci convenant mieux à son estomac. La dose en a été portée à deux verres.

La quantité d'albumine a diminué très-peu pendant le séjour de M. F. à Vichy, mais c'est un résultat prévu dans cette affection.

L'effet est très-lent, beaucoup plus que dans le diabète ; aussi ne doit-on attendre de vrai résultat qu'un mois après la rentrée chez soi.

M. F. va, du reste, continuer à prendre les eaux de Vichy chez lui ; il a emporté une caisse d'eau d'Hauterive.

M. F. a prolongé son séjour à Vichy 30 jours.

10° *Contre la cachexie paludéenne et l'hypertrophie de la rate de M. V.*

M. V. sait que Vichy possède un hôpital militaire et il est tout naturel qu'il s'adresse aux lumières de ceux qui ont dirigé et dirigent cet établissement.

M. V. expose au docteur l'état dans lequel il se trouve par suite de ses accès de fièvre, que rien n'a pu détruire, et l'abus qu'il a fait du sulfate de quinine sous toutes les formes.

Après examen des organes du ventre, il est constaté que le foie et la rate ont augmenté de volume. Il y a une atonie générale et une débilité dans les voies digestives.

Le docteur prescrit :

Pendant les quinze premiers jours :

Eau de la Grande-Grille, deux verres le matin et un verre le soir.

Un bain tous les jours, trois quarts minéralisé, d'une heure, à 30°, une douche froide sur l'épine dorsale de deux minutes, après le bain, et une promenade de demi-heure.

Régime très-tonique.

Les quinze jours suivants :

Changer la source de la Grande-Grille pour la source Lardy.

L'état des forces de M.V. a repris peu à peu, la coloration des joues a reparu, le teint n'est plus aussi pâle, l'appétit est meilleur, la rate et le foie ont, pour ainsi dire, repris leur volume normal.

A son départ de Vichy, M. V. est en bonne voie de guérison.

www.ingramcontent.com/pod-product-compliance
Ingram Content Group UK Ltd.
Pitfield, Milton Keynes, MK11 3LW, UK
UKHW012021240726
13965UKWH00002B/504

9 782013 066747